Nationale VersorgungsLeitlinie Chronische Herzinsuffizienz

Kurzfass

D1666404

Version 1.5

März 2012
basierend auf der Fassung von Dezember 2009

AWMF-Register-Nr.: nvl/006

Ergänzungen und Modifikationen der Leitlinie sind über
die Webseite http://www.herzinsuffizienz.versorgungsleitlinien.de
zugänglich.

Besonderer Hinweis:

Die Medizin unterliegt einem fortwährenden Entwicklungsprozess, sodass alle Angaben, insbesondere zu diagnostischen und therapeutischen Verfahren, immer nur dem Wissensstand zurzeit der Drucklegung der VersorgungsLeitlinie entsprechen können. Hinsichtlich der angegebenen Empfehlungen zur Therapie und der Auswahl sowie Dosierung von Medikamenten wurde die größtmögliche Sorgfalt beachtet. Gleichwohl werden die Benutzer aufgefordert, die Beipackzettel und Fachinformationen der Hersteller zur Kontrolle heranzuziehen und im Zweifelsfall einen Spezialisten zu konsultieren. Fragliche Unstimmigkeiten sollen bitte im allgemeinen Interesse der NVL-Redaktion mitgeteilt werden.

Der Benutzer selbst bleibt verantwortlich für jede diagnostische und therapeutische Applikation, Medikation und Dosierung.

In dieser VersorgungsLeitlinie sind eingetragene Warenzeichen (geschützte Warennamen) nicht besonders kenntlich gemacht. Es kann also aus dem Fehlen eines entsprechenden Hinweises nicht geschlossen werden, dass es sich um einen freien Warennamen handelt. Das Werk ist in allen seinen Teilen urheberrechtlich geschützt. Jede Verwertung außerhalb der Bestimmung des Urheberrechtsgesetzes ist ohne schriftliche Zustimmung der NVL-Redaktion unzulässig und strafbar. Kein Teil des Werkes darf in irgendeiner Form ohne schriftliche Genehmigung der NVL-Redaktion reproduziert werden. Dies gilt insbesondere für Vervielfältigungen, Übersetzungen, Mikroverfilmungen und die Einspeicherung, Nutzung und Verwertung in elektronischen Systemen, Intranets und dem Internet.

Inhaltsverzeichnis

Impressum

HERAUSGEBER
- Bundesärztekammer (BÄK)
  Arbeitsgemeinschaft der Deutschen Ärztekammern
  http://www.baek.de
- Kassenärztliche Bundesvereinigung (KBV)
  http://www.kbv.de
- Arbeitsgemeinschaft der Wissenschaftlichen Medizinischen
  Fachgesellschaften (AWMF)
  http://www.awmf-online.de

sowie
- Arzneimittelkommission der deutschen Ärzteschaft (AkdÄ)
  http://www.akdae.de
- Deutsche Diabetes Gesellschaft (DDG)
  http://www.ddg.info
- Deutsche Gesellschaft für Allgemeinmedizin und Familienmedizin
  (DEGAM)
  http://www.degam.de
- Deutsche Gesellschaft für Geriatrie (DGG)
  http://www.dg-geriatrie.de
- Deutsche Gesellschaft für Innere Medizin (DGIM)
  http://www.dgim.de
- Deutsche Gesellschaft für Kardiologie - Herz- und
  Kreislaufforschung (DGK)
  http://www.dgk.org
- Deutsche Gesellschaft für Nephrologie (DGfN)
  http://www.dgfn.eu
- Deutsche Gesellschaft für Prävention und Rehabilitation von Herz-
  Kreislauferkrankungen (DGPR)

http://www.dgpr.de
- Deutsche Gesellschaft für Rehabilitationswissenschaften (DGRW)
  http://www.dgrw-online.de
- Deutsche Gesellschaft für Thorax-, Herz- und Gefäßchirurgie
  (DGTHG)
  http://www.dgthg.de
- Deutsches Kollegium für Psychosomatische Medizin (DKPM)
  http://www.dkpm.de

unter Beteiligung von
- Gesundheits-Initiative (HFI) (Patientenvertretung)
  http://www.hf-initiative.de
- PMV forschungsgruppe
  http://www.pmvforschungsgruppe.de

Die Patientenbeteiligung wird durch die Kooperation mit dem Patientenforum gewährleistet. Ein Vertreter der Gesundheits-Initiative (HFI) war über den gesamten Erstellungszeitraum an der Entwicklung der Leitlinie beteiligt.

REDAKTION UND PFLEGE
Ärztliches Zentrum für Qualität in der Medizin
(Gemeinsame Einrichtung von Bundesärztekammer
und Kassenärztlicher Bundesvereinigung)
im Auftrag von BÄK, KBV, AWMF

KORRESPONDENZ
ÄZQ – Redaktion Nationale VersorgungsLeitlinien
TiergartenTower, Straße des 17. Juni 106-108, 10623 Berlin
Tel.: 030-4005-2504 - Fax: 030-4005-2555
E-Mail: versorgungsleitlinien@azq.de
Internet: *http://www.versorgungsleitlinien.de*
– Kommentare und Änderungsvorschläge bitte nur an diese Adresse –

GÜLTIGKEITSDAUER UND FORTSCHREIBUNG
Diese Leitlinie wurde am 15. Dezember 2009 durch die Planungsgruppe
verabschiedet und ist bis zur nächsten Überarbeitung bzw. spätestens bis
31.12.2013 gültig. Der Vorstand der Bundesärztekammer hat diese Leitlinie
am 22. Januar 2010 als Leitlinie der Bundesärztekammer beschlossen.
Verantwortlich für die kontinuierliche Fortschreibung, Aktualisierung und
Bekanntmachung ist das Ärztliche Zentrum für Qualität in der Medizin
(ÄZQ) gemeinsam mit der Leitlinien-Kommission der Arbeitsgemeinschaft
der Wissenschaftlichen Medizinischen Fachgesellschaften (AWMF).
Bisherige Updates der NVL Herzinsuffizienz:
- **Version 1.5, März 2012:** Redaktionelle Überarbeitung
- **Version 1.4, Mai 2011:** Redaktionelle Überarbeitung
- **Version 1.3, November 2010:** Beschluss der NVL als Leitlinie der
  Bundesärztekammer, redaktionelle Änderungen
- **Version 1.2, Juli 2010:** Ergänzungen bei den Vorschlägen für die Qua-
  litätsindikatoren in Kapitel 14, Umformulierung von Empfehlung 5-13
- **Version 1.1, März 2010:** 1. Publizierte Version, Anpassung an
  Versionsnummerierung der Langfassung

FASSUNGEN DER LEITLINIE

Die Nationale VersorgungLeitlinie Herzinsuffizienz wird mit folgenden Komponenten publiziert:

NVL-Kurzfassung mit Darlegung der Versorgungs-Eckpunkte und graduierten Empfehlungen,

NVL-Langfassung enthält zusätzlich zum Inhalt der Kurzfassung die Evidenzgrade sowie Links zu den zugrunde liegenden Quellenangaben,

NVL-Leitlinien-Report,

NVL-PatientenLeitlinie,

NVL-Praxishilfen, ggf. z. B. kurze Informationen für medizinisches Personal/Kitteltaschenversionen für den Arzt.

Alle Fassungen sind zugänglich über das Internetangebot des NVL-Programms *http://www.versorgungsleitlinien.de.*

Die offizielle Zitierweise der Kurzfassung ist wie folgt:

Bundesärztekammer (BÄK), Kassenärztliche Bundesvereinigung (KBV), Arbeitsgemeinschaft der Wissenschaftlichen Medizinischen Fachgesellschaften (AWMF). Nationale VersorgungsLeitlinie Herzinsuffizienz – Kurzfassung. Version 1.X. 2010 [cited: tt.mm.jjjj]. Available from: http://www.versorgungsleitlinien.de/themen/herzinsuffizienz.

Internet:

http://www.versorgungsleitlinien.de, http://www.awmf-leitlinien.de.

I. Anwendungsbereich, Zielsetzung und Adressaten

Anwendungsbereich

Die NVL Chronische Herzinsuffizienz möchte eine Hilfestellung zur sektorenübergreifenden Versorgung von Patienten mit Links- und Globalherzinsuffizienz inklusive akuter Dekompensationen sein. Die NVL Chronische Herzinsuffizienz bildet die Versorgung der chronischen Herzinsuffizienz im gesamten ambulanten Bereich und einige Grundaspekte der Versorgung im stationären Bereich ab (siehe Abbildung 1). Weiterhin bietet sie Empfehlungen bezüglich der ambulanten und stationären Rehabilitation an. Zur Verbesserung der sektorenübergreifenden Versorgung werden außerdem Empfehlungen hinsichtlich des Übergangs zwischen allgemeinärztlicher und fachärztlicher sowie zwischen ambulanter und stationärer Versorgung vorgelegt.

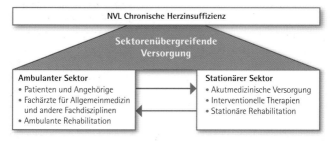

Abb. 1: Geltungsbereich der Nationalen VersorgungsLeitlinie Chronische Herzinsuffizienz

Ziele

Die NVL Chronische Herzinsuffizienz möchte zur Erreichung folgender Ziele beitragen:

1. Durch Empfehlungen und Informationen zu Risikofaktoren, Prävention und Diagnostik soll die Wahrnehmung bei allen Beteiligten in der Versorgung

verstärkt werden, dass in Zukunft ein stärkeres Augenmerk auf Prävention und frühzeitige Erkennung notwendig ist, um das Auftreten einer chronischen Herzinsuffizienz zu verhindern bzw. häufige Dekompensationen zu vermeiden.

2. Durch entsprechende Empfehlungen und Informationen soll die Wahrnehmung bei den Behandelnden, dass das Syndrom Herzinsuffizienz eine adäquate Langzeitbetreuung erfordert, erhöht werden (wider einer Fokussierung auf das Dringliche).

3. Durch Empfehlungen und Informationen zum Stellenwert der Echokardiographie soll der Patientenanteil mit echokardiographisch beurteilter ventrikulärer Funktion in der Erstdiagnostik erhöht werden.

4. Durch Empfehlungen und Informationen zu Krankheitsursachen und einer adäquaten Diagnostik soll der Anteil an Patienten, die einer kausalen Therapie zugeführt werden können, maximiert werden.

5. Durch Empfehlungen und Informationen zur gegenwärtig optimalen Therapie der Herzinsuffizienz soll die Rate an vermeidbaren Krankenhauseinweisungen auf dem Boden von kardialen Exazerbationen gesenkt werden.

6. Durch Empfehlungen und Hinweise zum Nutzen von Information und Schulung der Patienten, insbesondere zu täglicher Gewichtskontrolle und zur Medikation, sollen die Therapietreue verbessert und der Ressourceneinsatz effizienter gestaltet werden.

7. Durch Empfehlungen und Informationen zum gesundheitlichen Nutzen eines angemessenen Trainings soll die Annahme von Angeboten zur körperlichen Aktivität durch Patienten quantitativ und qualitativ verbessert werden.

8. Durch Empfehlungen und Informationen zum mortalitätssenkenden Effekt von ACE-Hemmern und Beta-Rezeptorenblockern sowie der richtigen Auswahl und Einstellung dieser Arzneimit-

tel soll die Pharmakotherapie herzinsuffizienter Patienten optimiert werden.

9. Durch Informationen zu Therapien ohne belegten Nutzen soll die Anwendung überflüssiger und obsoleter Therapien vermindert werden.

10. Durch Empfehlungen und Informationen zu häufigen Komorbiditäten sollen nachteilige Effekte infolge einer inadäquaten Berücksichtigung vorliegender Komorbiditäten vermindert werden.

11. Durch Zuweisungs- und Dokumentationsempfehlungen soll das Nahtstellenmanagement zwischen ambulanter und stationärer Versorgung verbessert werden.

12. Durch entsprechende Empfehlungen und Informationen sollen die Möglichkeiten integrierter Versorgungsansätze besser genutzt werden.

13. Durch Empfehlungen und Informationen zu einer optimalen nichtpharmakologischen und pharmakologischen Versorgung soll die Lebensdauer der Patienten verlängert und ihre Lebensqualität verbessert werden.

Adressaten

Die Empfehlungen Nationaler VersorgungsLeitlinien richten sich
• vorrangig an Ärztinnen und Ärzte aller Versorgungsbereiche;
• an die Kooperationspartner der Ärzteschaft (z. B. Fachberufe im Gesundheitswesen, Kostenträger);
• an betroffene Patienten und ihr persönliches Umfeld (z. B. Partner) und zwar unter Nutzung von speziellen Patienteninformationen;
• an die Öffentlichkeit zur Information über gute medizinische Vorgehensweise.

NVL richten sich weiterhin explizit
• an die Herausgeber von Strukturierten Behandlungsprogrammen, da sie als deren Grundlage bei der Erstellung von zukünftigen „Strukturierten Behandlungsprogrammen" dienen sowie
• an die medizinischen wissenschaftlichen Fachgesellschaften und andere Herausgeber von Leitlinien, deren Leitlinien ihrerseits die Grundlage für die NVL bilden.

Da diese NVL den aktuellen Stand der evidenzbasierten Medizin zur Versorgung der chronischen Herzinsuffizienz darstellt, dürfte sie auch für Ärzte in der Aus- und Weiterbildung von Interesse sein. Ebenso können Personen, die an der Qualitätssicherung und Qualitätsförderung der Versorgung im Gesundheitswesen mitwirken, von den Informationen dieser NVL profitieren.

Die alleinige Veröffentlichung einer Leitlinie ist nach aktuellem Wissensstand nicht geeignet, um das konkrete Handeln der Addresaten im Sinne der Leitlinien-Empfehlungen nachhaltig zu verbessern. Deshalb werden im Leitlinien-Report zu dieser Leitlinie (verfügbar unter http://www.versorgungsleitlinien.de/methodik/reports) Maßnahmen und Strategien zur effektiveren Verbreitung und Implementation dargelegt.

1. Definition und Epidemiologie

Definition (ICD-10 I50)

Pathophysiologisch: Bei der Herzinsuffizienz ist das Herz nicht mehr in der Lage den Organismus mit ausreichend Blut und damit mit genügend Sauerstoff zu versorgen, um den Stoffwechsel unter Ruhe- wie unter Belastungsbedingungen zu gewährleisten ([1] zit. n. [2]). Eine erweiterte Definition der Herzinsuffizienz nach Jackson [3] verweist bei der Begriffsbildung der Herzinsuffizienz zusätzlich auf das komplexe Muster neurohumoraler Veränderungen (u. a. eine Stimulation des sympathischen Nervensystems), mit dem der Organismus die Dysfunktionen der Herz- und Skelettmuskulatur sowie der Nierenfunktion zu kompensieren versucht [2].

Klinisch: Klinisch liegt dann eine Herzinsuffizienz vor, wenn typische Symptome wie z. B. Dyspnoe, Müdigkeit (Leistungsminderung) und/oder Flüssigkeitsretention auf dem Boden einer kardialen Funktionsstörung bestehen ([1] zit. n. [2]). Bei einer asymptomatischen linksventrikulären Dysfunktion besteht eine objektivierbare kardiale Dysfunktion.

In der vorliegenden Leitlinie wird als Schwellenwert für eine reduzierte linksventrikuläre systolische Globalfunktion eine Ejektionsfraktion (LVEF) < 35-40 % angesehen*. Als Standardmethode zur Bestimmung der LVEF wird die Echokardiographie empfohlen (siehe Kapitel 3 „Diagnostik bei Verdacht auf chronische Herzinsuffizienz").

Formen der chronischen Herzinsuffizienz und Gegenstand dieser Leitlinie

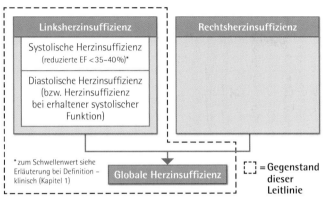

Abb. 2: Formen der chronischen Herzinsuffizienz und Gegenstand dieser Leitlinie

---

*Die Verwendung einer Spannbreite von 35–40 % – im Gegensatz zu der sonst üblichen Angabe einer „scharfen" Grenze (z. B. < 40 %) – berücksichtigt folgende Tatsachen:
Für die Bestimmung der LVEF gibt es verschiedene etablierte Messverfahren (Echokardiographie, Radionuklidventrikulographie, Lävokardiographie, Magnetresonanztomographie), die – methodisch bedingt – die tatsächliche LVEF entweder etwas über- oder unterschätzen.
Bei der Bestimmung der LVEF muss von einer gewissen patienten- und untersucherabhängigen inter- und intraindividuellen Varianz ausgegangen werden [4; 5].
In den Therapiestudien zur Herzinsuffizienz wurden unterschiedliche Grenzwerte (< 35 %, < 40 %) für die LVEF verwendet.
Pathophysiologisch kann bereits eine erniedrigte EF < 50 % zu einer Herzinsuffizienz führen. Aufgrund der verwendeten Grenzwerte in den Therapiestudien ist jedoch weniger klar, wie Patienten in der ‚Grauzone' mit einer Ejektionsfraktion >35-40% behandelt werden sollen. Daher wird zu dieser Konstellation hier nicht Stellung genommen.

Obwohl nahezu die Hälfte der Patienten an einer diastolischen (Herzinsuffizienz bei erhaltener systolischer Funktion) Herzinsuffizienz leiden, sind diese Patienten in Therapiestudien bisher unterrepräsentiert oder gar ausgeschlossen. Aus diesem Grund wird die bisher existierende Evidenz für Patienten mit diastolischer Dysfunktion (Herzinsuffizienz bei erhaltener systolischer Funktion) als unzureichend eingeschätzt [2]. Die vorliegende Leitlinie gibt Empfehlungen zur sektorenübergreifenden Versorgung von Patienten mit Links- und Globalherzinsuffizienz inklusive akuter Dekompensationen. Die Behandlung von Patienten mit isolierter Rechtsherzinsuffizienz, die meist Folge einer chronischen bronchopulmonalen Erkrankung ist, wird in dieser Leitlinie nicht abgebildet, da sie ein grundsätzlich anderes Vorgehen erfordert (siehe Abbildung 2). Ebenso unberücksichtigt ist die akute Herzinsuffizienz, da ihre Versorgung in den Leitlinien der entsprechenden Grunderkrankungen [6; 7] ausgearbeitet ist.

Ursachen der chronischen Herzinsuffizienz

Koronare Herzerkrankung
– Myokardinfarkt, Ventrikelaneurysma,
chronische Ischämie

Arterieller Hypertonus, hypertensive Herzerkrankung

Nicht-ischämische Kardiomyopathien (KM)
- Dilatative KM: infektiöse (z. B. viral), toxisch (z. B. Alkohol, Kokain, Zytostatika), Schwangerschaft, Autoimmunerkrankungen (z. B. syst. Lupus erythematodes, Polyarteriitis nodosa, idiopathisch u. a.)
- Hypertrophe/obstruktive KM: häufig autosomal dominant vererbt, wenige Spontanerkrankungen
- Restriktive KM: Amyloidose, Sarkoidose, Hämochromatose u.a. infiltrative Erkrankungen, zu diastolischer Dysfunktion führend
- (Obliterative KM: nur in Entwicklungsländern vorkommend)

Arrhythmien
- Vorhofflimmern, Tachykardie, Bradykardie (Syndrom des kranken Sinusknotens (SSS) u.a.

Erworbene, angeborene valvuläre und andere angeborene Herzerkrankungen
- Mitralvitien, Aortenvitien, Vorhofseptumdefekt, Ventrikelseptumdefekt u.a.

Perikarderkrankungen (Perikarderguss, konstruktive Perikarditis)

High Output Failure (Anämie, Thyreotoxikose, AV-Fisteln usw.)

Abb. 3: Ursachen der chronischen Herzinsuffizienz [2]

Stadien der chronischen Herzinsuffizienz – die NYHA-Klassifikation

NYHA I (asymptomatisch)	Herzerkrankung ohne körperliche Limitation. Alltägliche körperliche Belastung verursacht keine inadäquate Erschöpfung, Rhythmusstörung, Luftnot oder Angina pectoris.
NYHA II (leicht)	Herzerkrankung mit leichter Einschränkung der körperlichen Leistungsfähigkeit. Keine Beschwerden in Ruhe und bei geringer Anstrengung. Stärkere körperliche Belastung verursacht Erschöpfung, Rhythmusstörungen, Luftnot oder Angina Pectoris, z. B. Bergaufgehen oder Treppensteigen.
NYHA III (mittelschwer)	Herzerkrankung mit höhergradiger Einschränkung der körperlichen Leistungsfähigkeit bei gewohnter Tätigkeit. Keine Beschwerden in Ruhe. Geringe körperliche Belastung verursacht Erschöpfung, Rhythmusstörungen, Luftnot oder Angina Pectoris, z. B. Gehen in der Ebene.
NYHA IV (schwer)	Herzerkrankung mit Beschwerden bei allen körperlichen Aktivitäten und in Ruhe, Bettlägerigkeit.

Abb. 4: NYHA-Klassifikation bei Herzinsuffizienz (nach Leistungsfähigkeit) [8]

Die NYHA-Klassifikation geht auf Empfehlungen der New York Heart Association (NYHA) zurück und ist heute das etabliertere Klassifikationssystem zur Herzinsuffizienz. Die Zuordnung der Stadien orientiert sich ausschließlich an der Leistungsfähigkeit der Patienten (siehe Abbildung 4). Aufgrund der Ausrichtung an der Leistungsfähigkeit und Symptomatik ist – je nach Therapieerfolg und Progression – ein mehrfacher Wechsel zwischen den Stadien in dieser Klassifikation möglich. Die Orientierung an der Symptomatik hat zur Folge, dass in der NYHA-Klassifikation unter einer asymptomatischen Herzinsuffizienz (NYHA I) auch jene Patienten eingeordnet werden, die erst unter medikamentöser Therapie wieder symptomfrei werden.

Weil sich die Aussagen der meisten klinischen Studien zur

Herzinsuffizienz auf die NYHA-Stadien beziehen, bildet dieses Klassifikationssystem heute die Grundlage für den Großteil der Empfehlungen in Leitlinien zur chronischen Herzinsuffizienz. Auch die stadienspezifischen Empfehlungen der **Nationalen VersorgungsLeitlinie Chronische Herzinsuffizienz** orientieren sich daher überwiegend an den NYHA-Stadien.

Eine neue Klassifikation der Herzinsuffizienz wurde 2001 vom American College of Cardiology (ACC) und der American Heart Association (AHA) vorgestellt. Diese Klassifikation unterscheidet sich im Wesentlichen darin, dass die Stadieneinteilung nicht die momentane Symptomatik abbildet, sondern stattdessen die Progression der Erkrankung [9]. Die ACC/AHA-Klassifikation ist nicht als Alternative zur NYHA-Klassifikation entwickelt worden, sondern wurde als Ergänzung der NYHA-Klassen konzipiert. Dennoch muss damit gerechnet werden, dass die ACC/AHA-Klassifikation in größerem Umfang die Grundlage zukünftiger Studien wird und damit auch die

Basis stadiengerechter Empfehlungen (siehe [10]).

Für mehr Hintergrundinformationen siehe die Langfassung dieser NVL auf *http://www.versorgungsleitlinien.de/themen/herzinsuffizienz.*

Epidemiologie

Die Häufigkeit (Prävalenz) der chronischen Herzinsuffizienz ist stark abhängig vom Alter [11; 12]. Je höher das Lebensalter einer Population, desto häufiger erkranken Personen in dieser Gruppe an chronischer Herzinsuffizienz.

Die Neuerkrankungsrate (Inzidenz) ist in den letzten Jahren relativ konstant geblieben. Sie liegt amerikanischen Daten zufolge bei Männern etwa bei 375 Neuerkrankungen pro 100 000 in einem Jahr und bei Frauen bei 290 pro 100 000 in einem Jahr [11; 13]. Während in den jüngeren Altersklassen eher Männer von Herzinsuffizienz betroffen sind, sind es in den höheren Altersklassen eher Frauen. Der Inzidenzgipfel liegt in der siebten und achten Lebensdekade. Die systolische Herzinsuffizienz tritt bei Männern häufiger auf. Im Gegensatz dazu liegt bei der diastolischen Herzinsuffizienz (Herzinsuffizienz bei erhaltener systolischer Funktion) ein nahezu ausgewogenes Geschlechterverhältnis vor. Insgesamt hält sich das Geschlechterverhältnis bei Herzinsuffizienzpatienten die Waage [14; 15].

Herzinsuffizienz gehört in Deutschland zu den häufigsten Diagnosen bei vollstationären Patienten. Während bei Männern diese Diagnose im Jahr 2007 an dritter Stelle stand, ist sie bei Frauen im gleichen Jahr die häufigste Diagnose gewesen [16].

Die Herzinsuffizienz gehört in Deutschland zu den häufigsten Todesursachen. Während sie bei den Männern im Jahr 2007 die vierthäufigste Todesursache war, rangiert sie bei den Frauen an zweiter Stelle der Todesursachen [16].

Die zunehmende Alterung der Bevölkerung und die verbesserten Überlebenschancen von Personen mit einem akuten Herzinfarkt, Herzklappenerkrankungen, Kardiomyopathien oder sekundären Myokarderkrankungen lässt erwarten, dass die Zahl der Patienten mit Herzinsuffizienz in den nächsten Jahrzehnten weiter ansteigt [2; 16; 17].

Begleiterkrankungen: Patienten mit Herzinsuffizienz sind meist älter und weisen oft mehrere Begleiterkrankungen und Risikofaktoren/-mediatoren auf. Den Daten des Würzburger Registers „Interdisziplinäres Netzwerk Herzinsuffizienz" (INH-Register) zufolge liegt das mediane Alter eines Herzinsuffizienzpatienten bei etwa 72 Jahren. Innerhalb dieser Stichprobe hatten rund 50 % der Patienten sieben oder mehr Komorbiditäten/Risikofaktoren [18]. Für mehr Hintergrundinformationen siehe die Langfassung dieser NVL auf http://www.versorgungs-leitlinien.de/themen/herzinsuffizienz.

2. Prävention und Screening

Empfehlung/Statements Prävention	Empfehlungs-grad
2-1 Patienten mit bekannten Risikofaktoren für die Entstehung einer chronischen Herzinsuffizienz wie KHK, Bluthochdruck, Diabetes mellitus, Hyperlipidämie, Rauchen oder Adipositas sollen Therapiemaßnahmen entsprechend den aktuellen nationalen Leitlinien angeboten werden, um die Entwicklung einer chronischen Herzinsuffizienz zu verhindern.	⇑⇑⇑

Hintergrundinformationen

Aus epidemiologischen Untersuchungen zur Ätiologie der Herzinsuffizienz – die weitaus meisten Fälle resultieren aus einer koronaren Herzkrankheit und/oder einer arteriellen Hypertonie – lassen sich die wichtigsten Risikofaktoren für das Auftreten einer Herzinsuffizienz ableiten: Bluthochdruck (mit oder ohne linksventrikuläre Hypertrophie), koronare Herzkrankheit, Diabetes mellitus, Rauchen und Adipositas. Hieraus ergeben sich Ansätze für die primäre Prävention der Herzinsuffizienz.

Für die Prävention der Herzinsuffizienz ist die eigenverantwortliche Etablierung eines gesunden Lebensstils durch den Patienten ein entscheidender Faktor. Dazu gehören nichtmedikamentöse Maßnahmen wie Nikotinabstinenz, mediterrane Diät, körperliche Aktivität, Gewichtsreduktion zur Prävention der wichtigsten Risikofaktoren KHK und Hypertonie. Hinsichtlich des Bluthochdruckes liegen Belege aus randomisierten Interventionsstudien vor, die zeigen, dass die Behandlung des Bluthochdruckes die Inzidenz der chronischen Herzinsuffizienz verringert* [10; 21; 22].

Für mehr Hintergrundinformationen und Begründungen zu den

---

* NNT = 40-44 [19], bei Patienten mit Myokardinfarkt NNT = 15 (RR 0,15 KI 0,05-0,47) [20].

Empfehlungen siehe die Langfassung dieser NVL auf *http://www. versorgungsleitlinien.de/themen/ herzinsuffizienz.*

Empfehlung/Statements	Empfehlungs-grad
Screening	
2-2 Ein bevölkerungsbezogenes Screening auf chronische Herzinsuffizienz soll nicht durchgeführt werden.	⇑⇑⇑
2-3 Asymptomatischen Personen mit erhöhtem Risiko (mehrere kardiovaskuläre Risikofaktoren, familiäre Disposition, kardiotoxische Exposition) sollte eine Untersuchung auf das Vorliegen einer Herzinsuffizienz empfohlen werden.	⇑
2-4 Wenn eine Früherkennung bei asymptomatischen Personen mit erhöhtem Risiko für eine chronische Herzinsuffizienz durchgeführt werden soll, dann ist die Echokardiographie die Methode der ersten Wahl.	**Statement**

Hintergrundinformationen

Sowohl neurohumorale Biomarker (BNP, NT-proBNP) als auch transthorakale Echokardiographie, die als Screeninginstrumente evaluiert wurden, können derzeit nicht als genügend spezifisch und sensitiv für ein bevölkerungsbezogenes Screening angesehen werden ([23; 24] zit. n. [10], [21; 25-28] zit. n. [21]).

Für mehr Hintergrundinformationen und Begründungen zu den Empfehlungen siehe die Langfassung dieser NVL auf *http://www. versorgungsleitlinien.de/themen/ herzinsuffizienz.*

3. Diagnostik bei Verdacht auf chronische Herzinsuffizienz

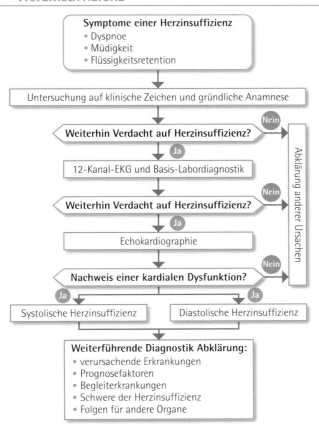

Symptome einer Herzinsuffizienz
- Dyspnoe
- Müdigkeit
- Flüssigkeitsretention

Untersuchung auf klinische Zeichen und gründliche Anamnese

Weiterhin Verdacht auf Herzinsuffizienz? — Nein

Ja

12-Kanal-EKG und Basis-Labordiagnostik

Weiterhin Verdacht auf Herzinsuffizienz? — Nein

Ja

Echokardiographie

Nachweis einer kardialen Dysfunktion? — Nein

Ja / Ja

Abklärung anderer Ursachen

| Systolische Herzinsuffizienz | Diastolische Herzinsuffizienz |

Weiterführende Diagnostik Abklärung:
- verursachende Erkrankungen
- Prognosefaktoren
- Begleiterkrankungen
- Schwere der Herzinsuffizienz
- Folgen für andere Organe

Algorithmus 1: Klinischer Algorithmus zur Diagnostik der chronischen Herzinsuffizienz

Einleitung

Die häufigsten Symptome, die auf eine chronische Herzinsuffizienz hinweisen, sind Luftnot, Müdigkeit (Erschöpfung/Leistungsminderung) und Flüssigkeitsretention. Patienten, die sich mit diesen Symptomen beim Arzt vorstellen, sind jedoch oft übergewichtig, rauchen oder leiden unter Erkrankungen wie Bluthochdruck, KHK oder Diabetes mellitus. Angesichts der vielen Erkrankungen, die ebenfalls Luftnot, Müdigkeit und Flüssigkeitsretention verursachen können, besteht die schwierige Aufgabe bei der Diagnostik der Herzinsuffizienz darin, diese – mit möglichst geringem Aufwand – von anderen möglichen Ursachen für die Symptomatik (z. B. Adipositas, COPD, Depression) abzugrenzen [29; 30]. Ausschlaggebend für die zuverlässige Diagnose einer Herzinsuffizienz ist neben dem Vorliegen der typischen Symptome und/oder klinischen Zeichen, die Bestätigung einer systolischen oder diastolischen Funktionsstörung des linken Ventrikels oder einer anderen strukturellen Herzerkrankung z.B. eines Mitralvitiums.

Empfehlung/Statements	Empfehlungsgrad
Symptome, klinische Zeichen und Basisdiagnostik	
3-1 Bei Patienten mit den typischen Symptomen einer Herzinsuffizienz wie Dyspnoe, Müdigkeit, reduzierte physische Belastbarkeit und/oder Flüssigkeitsretention soll differentialdiagnostisch an eine zugrunde liegende Herzinsuffizienz gedacht werden.	⇑⇑⇑
3-2 Bei Patienten mit Verdacht auf Herzinsuffizienz soll dieser Verdacht zunächst durch eine gründliche Anamnese und klinische Untersuchung weiter erhärtet oder entkräftet werden.	⇑⇑⇑
3-3 Bei der Anamnese sollen bestimmte Vorerkrankungen, Expositionen, seltene Erkrankungen und eine familiäre Disposition berücksichtigt werden, welche die Entstehung einer Herzinsuffizienz verursachen können. Zusätzlich sollen Hinweise auf wichtige Differentialdiagnosen und weitere Erkrankungen erfragt werden (z. B. COPD, Depression).	⇑⇑⇑

Empfehlung/Statements	Empfehlungs-grad
Symptome, klinische Zeichen und Basisdiagnostik	
3-4 Bei weiter bestehendem Verdacht auf Herzinsuffizienz soll eine Abklärung durch eine Basisdiagnostik und nachfolgend eine Echokardiographie erfolgen.	⇑⇑⇑
3-5 Die initiale Basisdiagnostik sollte folgende Laborwerte umfassen: • Blutbild; • Serumelektrolyte (Na, K); • Serumkreatinin; • Nüchternblutzucker; • Leberenzyme; • Urinstatus.	⇑
3-6 Die apparative Basisdiagnostik bei Patienten mit Verdacht auf Herzinsuffizienz soll ein EKG (12 Ableitungen) umfassen.	⇑⇑⇑
3-7 Im ambulanten Bereich sollte die Bestimmung der Plasma-konzentration der natriuretischen Peptide BNP und NT-proBNP nicht generell empfohlen werden.	⇑
Echokardiographie	
3-8 Bei allen Patienten, bei denen nach der Basisdiagnostik der Verdacht auf Herzinsuffizienz weiterhin besteht, soll eine zweidimensionale transthorakale Echokardiographie mit Doppler durchgeführt werden. Sie dient der Objektivierung und Quantifizierung der kardialen Dysfunktion und Pathologie sowie der Diagnostik zur Ätiologie.	⇑⇑⇑
3-9 Die echokardiographische Untersuchung sollte folgende Aspekte beinhalten: • Beurteilung der linksventrikulären systolischen Funktion inklusive möglicher regionaler Wandbewegungsstörungen; • Beurteilung der diastolischen Funktion;	⇑

Empfehlung/Statements	Empfehlungs-grad
Echokardiographie (Fortsetzung 3-9)	
• Bestimmung der linksventrikulären Wandstärke; • dopplergestützte Untersuchung auf signifikante Vitien; • nach Möglichkeit Schätzung des pulmonalarteriellen Drucks; • Nachweis oder Ausschluss intrakardialer Thromben.	⇑
3-10 Befunde und/oder Arztbriefe zu den Ergebnissen der Echokardiographie sollen neben den technischen Angaben eine klare Interpretation der Messwerte beinhalten.	⇑⇑⇑
Weitere diagnostische Maßnahmen	
3-11 Die Bestimmung der natriuretischen Peptide BNP und NT-proBNP kann im akutstationären Bereich bei Patienten mit dem Leitsymptom Dyspnoe, die nicht mit einer spezifischen Herzinsuffizienzmedikation (z. B. ACE-Hemmer, AT1-Rezeptorenblocker) vorbehandelt sind, zum Ausschluss einer Herzinsuffizienz eingesetzt werden.	⇔
3-12 Bei allen Patienten mit Symptomen und klinischen Zeichen einer Herzinsuffizienz sowie einer nachgewiesenen systolischen und/oder diastolischen Dysfunktion, sollen nach Diagnosestellung in Abhängigkeit vom klinischen Gesamtzustand des Patienten und sich daraus ergebenden Konsequenzen folgende Aspekte abgeklärt werden: • verursachende Erkrankungen (beispielsweise Myokardischämie), um ggf. eine kausale Therapie einzuleiten; • Prognosefaktoren, um die Prognose einzuschätzen; • wesentliche Begleiterkrankungen, die ein spezifisches Vorgehen in der Versorgung der Herzinsuffizienz erfordern; • Folgen für andere Organe (z. B. Niereninsuffizienz).	⇑⇑⇑
3-13 Bei Patienten mit unklarer Ätiologie sollten weiterführende diagnostische Maßnahmen in Kooperation mit einem Kardiologen erwogen werden.	⇑

Empfehlung/Statements	Empfehlungs-grad
Weitere diagnostische Maßnahmen	
3-14 Bei Patienten mit chronischer Herzinsuffizienz sollten weiterführende, insbesondere aufwändige und invasive diagnostische Maßnahmen von Hausarzt und Kardiologen gemeinschaftlich geplant werden.	⇑
3-15 Patienten mit chronischer Herzinsuffizienz sollen über weiter-führende diagnostische Maßnahmen (siehe Tabelle 1), über weitere Therapieoptionen und die möglichen Konsequenzen der Maßnahmen (z. B. operative Konsequenzen) aufgeklärt werden und diese mittragen.	⇑⇑⇑
3-16 Bei herzinsuffizienten Patienten mit nach Basisdiagnostik und Echokardiographie unklarer Ätiologie der Herzinsuffizienz, für die sich aus einer Herzkatheteruntersuchung therapeutische Konsequenzen ergeben können, soll eine Herzkatheterunter-suchung durchgeführt werden. Bei Verdacht auf Myokardischämie soll entsprechend den Empfehlungen der NVL KHK vorgegangen werden.	⇑⇑⇑
3-17 Bei Patienten mit nachgewiesener chronischer Herzinsuffizi-enz soll der aktuelle funktionelle Status initial und im Verlauf mit Hilfe der NYHA-Klassifikation bestimmt werden.	⇑⇑⇑

Hintergrundinformationen

Die Symptome und klinischen Zeichen der chronischen Herzinsuffizienz sind nicht ausreichend spezifisch, um eine zuverlässige Diagnose zu stellen [2]. Durch die empfohlenen Untersuchungen in der Basisdiagnostik kann aber der Verdacht auf eine Herzinsuffizienz weiter erhärtet oder entkräftet werden.

Die zuverlässigsten klinischen Zeichen bei Herzinsuffizienz sind ein erhöhter Jugularvenendruck, ein verlagerter Herzspitzenstoß (HSS) sowie ein vorhandener dritter Herzton. Weniger zuverlässige Zeichen sind pulmonale Rasselgeräusche, die nach Husten persistieren, oder

Tachykardien über 90–100/Min. Ein auffälliges EKG kann die Ursache der Herzinsuffizienz kenntlich machen (z. B. abgelaufener Myokardinfarkt, Myokardhypertrophie) [8]. Durch ein EKG können vor allem Hypertrophiezeichen, Leitungsstörungen und Rhythmusstörungen diagnostiziert werden [2; 8]. Veränderungen im EKG, die häufig bei Herzinsuffizienz auftreten, sind [2]:

- Rhythmusstörungen (Bradykardie/Tachykardie/Extrasystolie/Vorhofflimmern);
- Erregungsleitungsstörungen (Schenkelblock, AV-Blockierungen);
- Herzhypertrophie oder Schädigungszeichen (Sokolow-Index, Q-Zacken, ST-T-Alterationen);
- Infarktzeichen.

Da der Nutzen der BNP/NT-proBNP-Bestimmung im primärärztlichen Setting bisher nicht ausreichend belegt ist, wird die routinemäßige Erhebung dieser Parameter in der hausärztlichen Versorgung nicht empfohlen. Die vorliegende Empfehlung folgt damit der entsprechenden Nutzenbewertung der Leitlinie der Deutschen Gesellschaft für Allgemeinmedizin und Familienmedizin (DEGAM) und weicht von den Empfehlungen anderer nationaler (DGK) und internationaler Leitlinien (SIGN, ESC, CCS) ab.

Die Echokardiographie ist die zentrale Methode, um den durch die Basisdiagnostik erhärteten Verdacht auf Herzinsuffizienz zu bestätigen. Die Vorteile der Echokardiographie gegenüber anderen Verfahren sind, dass sie nicht invasiv ist, keine Strahlenbelastung verursacht und relativ breit verfügbar ist [2]. Die Echokardiographie kann außerdem entscheidende Erkenntnisse für die Therapieplanung liefern (z.B. Ursachen der Herzinsuffizienz, Art der linksventrikulären Dysfunktion) [8].

Tabelle 1 gibt einen Überblick über mögliche Indikationen für weiterführende diagnostische Maßnahmen bei chronischer Herzinsuffizienz.

Für mehr Hintergrundinformationen und Begründungen zu den Empfehlungen siehe die Langfassung dieser NVL auf *http://www.versorgungsleitlinien.de/themen/herzinsuffizienz.*

Tabelle 1: Weiterführende spezifische Diagnostik bei gesicherter Herzinsuffizienz [2]

Diagnostik	Mögliche Indikationsbereiche bei Herzinsuffizienz
Ambulantes Rhythmusmonitoring	(z. B. Langzeit-EKG) Herzinsuffizienz-Patienten mit V. a. symptomatische Herzrhythmusstörungen zur ggf. weitergehenden spezifischen Therapie
Belastungstests (u.a. Spiroergometrie)	• Diagnostik belastungsprovozierter Herzrhythmusstörungen, ggf. Blutdruckeinstellung, ggf. Ischämiediagnostik • Festlegung eines individuellen körperlichen Trainingsprogramms • Prognoseabschätzung
Atemstoßtest oder Spirometrie	Abgrenzung extrakardialer Dyspnoeursachen
Spezielle Laboruntersuchungen	• z.B. Auto-Antikörperdiagnostik bei V. a. Kollagenose/Vaskulitis • Katecholamine im Sammelurin bei V. a. Phäochromozytom • Eisen und Ferritin im Serum bei Anämie oder V. a. Hämochromatose
Endomyokardbiopsien	Bei Patienten mit bestimmten infiltrativen oder entzündlichen Kardiomyopathien, für die sich aus einer Endomyokardbiopsie therapeutische Konsequenzen ergeben können
Bildgebende Verfahren	Die kardiale Kernspintomographie (cMRT) ermöglicht eine genaue und reproduzierbare Bestimmung des kardialen Volumens, der Wanddicke, der linksventrikulären Masse, eines verdickten Perikards, die Darstellung eines entzündlichen Ödems und eine Quantifizierung von myokardialen Nekrosen, Perfusion und Funktion. Derzeit sollte eine cMRT bei Patienten durchgeführt werden, bei denen andere bildgebende Verfahren keine ausreichende Diagnose erzielt haben. Die cMRT kann Herzmuskelgewebe, das sich nach Revaskularisation wieder erholen kann, von zusammenhängenden Bindegewebearealen, also Fibrosen oder Narben unterscheiden [31]. Nuklearmedizinische Verfahren stellen keine Routinediagnostik bei herzinsuffizienten Patienten dar, sondern sind speziellen Fragestellungen im Rahmen der Diagnostik bei der koronaren Herzkrankheit vorbehalten.

4. Akute Dekompensation

Einleitung

Episoden mit akuter Dekompensation sind bei systolischer [32] und diastolischer Herzinsuffizienz (Herzinsuffizienz bei erhaltener systolischer Funktion) [33] häufig und tragen wesentlich zur Morbidität und Mortalität der chronischen Herzinsuffizienz bei (60-Tage-Mortalität nach akuter Dekompensation ca. 10 %) [2]. Da nur wenige kontrollierte Studien vorliegen, basieren viele Empfehlungen auf Expertenkonsens [34; 35].

Folgende Therapieziele sind vorrangig:

- rasche Besserung der Symptomatik durch Steigerung der Diurese, Reduktion der Volumenbelastung und Beseitigung eines Low-Output-Syndroms;
- Beseitigung auslösender Faktoren (z. B. Ischämie, Herzrhythmusstörungen usw.);
- Ausgleich systemischer Störungen (Elektrolytstörungen, Niereninsuffizienz usw.);

- frühzeitige Identifizierung von Patienten, bei denen eine Device-Therapie (kardiale Unterstützungssysteme) erwogen werden muss.

Der stationäre Aufenthalt sollte außerdem dazu genutzt werden, Strategien zur Vermeidung zukünftiger Dekompensationen zu nutzen, z. B.:

- optimierte Pharmakotherapie;
- apparative Therapie (CRT, ICD) oder Herztransplantation;
- ggf. Beginn eines Programms für ein besseres Versorgungsmanagement (siehe Kapitel 13 "Versorgungsmanagement und Nahtstellen").

Die folgenden Empfehlungen beziehen sich nur auf die Versorgung der akuten Dekompensation bei <u>bekannter</u> chronischer Herzinsuffizienz. Nicht adressiert sind somit andere Formen der akuten Herzinsuffizienz (z. B. De-Novo-Erkrankungen [36; 37]).

Einweisungskriterien

Die Entscheidung, wann und unter welchen Umständen ein Patient akut in das Krankenhaus eingewiesen werden soll bzw. muss, kann im Einzelfall schwierig sein. Selbstverständlich ist bei der Umsetzung aller nachstehend genannten Empfehlungen zu berücksichtigen, dass diese Entscheidung jeweils individuell und im Kontext der Patientenpräferenzen, Begleitumstände und Komorbiditäten zu treffen ist.

Empfehlung/Statements Einweisungskriterien*	Empfehlungs- grad
4-1 Bei Patienten mit bekannter chronischer Herzinsuffizienz soll eine unmittelbare stationäre Einweisung bei folgenden Indikationen erwogen werden: • Hypotension oder hydropische Dekompensation als Hinweis auf eine schwer dekompensierte Herzinsuffizienz; • Ruhedyspnoe (Ruhetachypnoe, Sauerstoffsättigung < 90 %); • hämodynamisch relevante Arrhythmie (inkl. neu aufgetretenem Vorhofflimmern); • wiederholte ICD-Schocks; • bedeutende Elektrolytverschiebungen (Hyponatriämie, Hypo- oder Hyperkaliämie); • neu aufgetretene oder dekompensierte Komorbidität (z. B. Pneumonie, Lungenembolie, diabetische Ketoazidose, Schlaganfall, akutes Nierenversagen usw.); • Dekompensation der Grunderkrankung (z. B. akutes Koronarsyndrom, Ischämie, Klappenfehler usw.).	⇑⇑⇑

---

* Durch die Herzinsuffizienz und ihre Komplikationen begründete, andere Indikationen für eine stationäre Einweisung bleiben hier unberücksichtigt.

Empfehlung/Statements Einweisungskriterien	Empfehlungs-grad
4-2 Bei Patienten mit bekannter chronischer Herzinsuffizienz kann bei folgenden Konstellationen eine stationäre Einweisung nach gründlicher Anamnese und klinischer Untersuchung erwogen werden: • Volumenüberlastung, auch ohne Dyspnoe (typischerweise mit anderweitig nicht erklärter Gewichtszunahme); • Zeichen und Symptome einer pulmonalen oder systemischen Volumenbelastung auch ohne Gewichtszunahme; • verschlechterte Nierenfunktion; • zunehmende hirnorganische Beeinträchtigung.	⇔
Diagnostische Maßnahmen	
4-3 Bei Patienten mit Zeichen einer akut dekompensierten Herzinsuffizienz (z. B. Dyspnoe, Rasselgeräusche, periphere Ödeme, Müdigkeit) soll der Verdacht durch eine – wenn möglich – gründliche Anamnese und Untersuchung auf weitere klinische Zeichen und Symptome einer dekompensierten Herzinsuffizienz erhärtet werden.	⇑⇑⇑
4-4 Bei Verdacht auf ein akutes Koronarsyndrom als Ursache für die akute Dekompensation der chronischen Herzinsuffizienz soll die entsprechende Diagnostik **sofort** erfolgen.	⇑⇑⇑

Empfehlung/Statements	Empfehlungs-
Diagnostische Maßnahmen	grad
4–5 Bei Verdacht auf eine akut dekompensierte Herzinsuffizienz soll die Basisdiagnostik folgende Parameter umfassen: • Sauerstoffsättigung, Blutdruck, Puls; • Blutbild; • Serumkreatinin und -harnstoff; • Elektrolyte; • Blutzucker; • Leberenzyme; • Troponin; • EKG; • Röntgenthorax; • Echokardiographie. Weitere Parameter betreffen differentialdiagnostische Überlegungen und spezifische therapeutische Maßnahmen (z. B. mechanische Ventilation).	⇑⇑⇑
4–6 Bei Patienten mit Verdacht auf akut dekompensierte Herzinsuffizienz und dem Leitsymptom Dyspnoe kann bei unklarer Diagnose die Bestimmung der Plasmakonzentration der natriuretischen Peptide BNP und NT-proBNP vor allem zum Ausschluss einer kardialen Ursache hilfreich sein.	⇔
Therapiemaßnahmen	
4–7 Bei Patienten mit akut dekompensierter Herzinsuffizienz sollen positiv inotrope Substanzen (Katecholamine, PDE-Hemmer) ausschließlich bei folgenden Indikationen als Kurzzeittherapie bis zur Stabilisierung angewendet werden: • kardiogener Schock; • persistierende Volumenbelastung bei Diuretikaresistenz.	⇑⇑⇑

Empfehlung/Statements Noch im hausärztlichen Versorgungsbereich möglich	Empfehlungs-grad
4-8 Patienten mit akut dekompensierter Herzinsuffizienz und Zeichen der Volumenbelastung sollen initial intravenös Schleifendiuretika erhalten.	⇑⇑⇑
4-9 Bei akut dekompensierter Herzinsuffizienz soll, abhängig von Komplikationen (Hypotension, Elektrolytentgleisung, Nierenversagen, Herzrhythmusstörungen), die vorbestehende medikamentöse Dauertherapie (ACE-Hemmer, AT1-Rezeptor-blocker, Aldosteron-Antagonisten, Beta-Rezeptorenblocker, Thiazide) überprüft und ggf. modifiziert werden.	⇑⇑⇑
4-10 Patienten mit akut dekompensierter Herzinsuffizienz sollten verringert Flüssigkeit aufnehmen, insbesondere bei Hypona-triämie.	⇑
4-11 Bei Patienten mit akut dekompensierter Herzinsuffizienz und Ruhedyspnoe sowie normalen oder erhöhten Blutdruckwer-ten kann adjuvant zu den Diuretika ein Nitroglyzerinpräparat gegeben werden.	⇔
4-12 Bei Patienten im frühen Stadium einer schweren, akut dekompensierten Herzinsuffizienz, bei denen Unruhe und schwere Dyspnoe im Vordergrund stehen, kann Morphin eingesetzt werden, wenn die Möglichkeit zu Beatmung und Kreislaufunterstützung gegeben ist.	⇔
Auch im prästationären Versorgungsbereich möglich	
4-13 Bei Patienten mit akut dekompensierter Herzinsuffizienz und persistierender Hypoxämie trotz Sauerstoffgabe sollen CPAP-Beatmung, BiPAP-Beatmung oder endotracheale Intubation durchgeführt werden.	⇑⇑⇑

Empfehlung/Statements Versorgung im (akut)stationären Versorgungsbereich notwendig	Empfehlungs- grad
4-14 Patienten mit akut dekompensierter Herzinsuffizienz, bei denen die Ursache der Dekompensation identifiziert werden konnte und eine spezifische Therapie möglich ist (z. B. Hypertensive Entgleisung, Vorhofflimmern, Myokardinfarkt), sollen umgehend entsprechend behandelt werden.	⇑⇑⇑
4-15 Als weiterführende Maßnahmen können bei akut dekompensierten Patienten folgende Maßnahmen erwogen werden: <ul><li>Einsatz einer intraaortalen Ballonpumpe (IABP) bei therapierefraktärer Herzinsuffizienz;</li><li>frühzeitige Überweisung in ein Zentrum für Herztransplantation und mechanische Unterstützungssysteme bei Patienten, die im kardiogenen Schock verbleiben und Kandidaten für eine Herztransplantation oder ein Assist-Device sind;</li><li>Nierenersatzverfahren bei Patienten mit Volumenbelastung, die auf intravenöse Therapie mit Diuretika nicht ausreichend ansprechen;</li><li>intravenöse Behandlung mit Nitroglyzerin oder Dihydralazin und – in Einzelfällen – Na-Nitroprussid zur Blutdrucksenkung unter intensivmedizinischem Monitoring bei Patienten mit akut dekompensierter Herzinsuffizienz als Folge einer hypertensiven Entgleisung (hypertensives Lungenödem).</li></ul>	⇔
4-16 Die stationäre Aufnahme von Patienten wegen akut dekompensierter Herzinsuffizienz soll genutzt werden: <ul><li>um pharmakologische und nichtpharmakologische Therapiemaßnahmen (inkl. Revaskularisation und Device-Therapie) zu überprüfen und ggf. zu optimieren;</li><li>um durch edukative Maßnahmen die zukünftige Therapieadhärenz des Patienten zu verbessern;</li><li>um Komorbiditäten zu evaluieren und ihre Behandlung einzuleiten.</li></ul>	⇑⇑⇑

Empfehlung/Statements Monitoring	Empfehlungs- grad
4-17 Bei Patienten mit akut dekompensierter Herzinsuffizienz sollen bis zur Stabilisierung mehrmals am Tag, ggf. kontinuierlich, Herzfrequenz/Herzrhythmus, Blutdruck und Sauerstoffsättigung kontrolliert werden. In Abhängigkeit vom Schweregrad kann auch ein kontinuierliches Monitoring dieser Parameter erforderlich sein.	⇑⇑⇑
4-18 Bei Patienten mit akut dekompensierter Herzinsuffizienz sollten außerdem folgende Parameter mindestens täglich kontrolliert werden: • Zeichen und Symptome der Volumenbelastung; • Gewicht und Flüssigkeitsbilanz (Ein- und Ausfuhr, ggf. mit Blasenkatheter); • Serumelektrolyte (Na, K); • Nierenfunktion (BUN, Serumkreatinin).	⇑
4-19 Bei Patienten mit akut dekompensierter Herzinsuffizienz sollte ein invasives hämodynamisches Monitoring nur bei bestimmten Indikationen und nicht routinemäßig eingesetzt werden.	⇑

Empfehlung/Statements	Empfehlungs-grad
Entlassungsmanagement	
4-20 Bei Patienten mit chronischer Herzinsuffizienz sollten nach einer behandelten Dekompensation vor der Entlassung folgende Kriterien erfüllt sein: • Ursachen der Dekompensation wurden ermittelt, kein Bedarf für intravenöse Vasodilatatoren oder positiv inotrope Substanzen über 24 Stunden; • Wechsel zu oralen Diuretika ist erfolgt und Medikationsregime war > 24 Stunden stabil; • Patient ist entsprechend der zu erwartenden Situation nach Entlassung mobilisiert; • Edukation von Patient und/oder Familienangehörigen ist erfolgt, Unterlagen hinsichtlich Medikation und empfohlenen Aktivitäten wurden ausgehändigt; • Indikationen für die wesentlichen Substanzklassen der Herzinsuffizienztherapie (ACE-Hemmer/AT1-Rezeptorenblocker, Beta-Rezeptorenblocker, Aldosteron-Antagonisten) und nichtpharmakologischen Therapiemaßnahmen (z. B. Revaskularisation und Device-Therapie) entsprechend den gültigen Leitlinien wurden geprüft; • Kommunikation mit dem Hausarzt ist erfolgt und Termine zur Nachkontrolle innerhalb von 7-10 Tagen (bei schwerer Herzinsuffizienz innerhalb von maximal drei Tagen) wurden vereinbart; • ein detaillierter Behandlungsvorschlag zur Auftitration der verschriebenen Pharmaka in den nächsten Wochen für den weiterbetreuenden Arzt wurde erstellt; • Indikation für eine Rehabilitationsmaßnahme wurde geprüft und ggf. beantragt; • häusliche Versorgungssituation des Patienten wurde ermittelt.	⇑

Für Hintergrundinformationen und Begründungen zu den Empfehlungen siehe die Langfassung dieser NVL auf *http://www.versorgungs-leitlinien.de/themen/herzinsuffizienz*.

5. Allgemeine Behandlungsstrategie

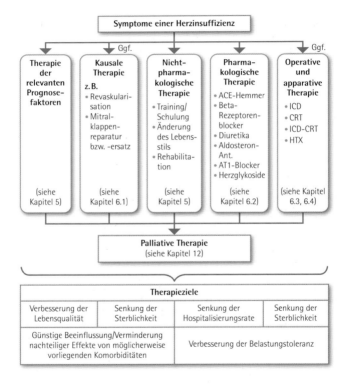

Abb. 5: Therapieoptionen und -ziele bei chronischer Herzinsuffizienz

Empfehlung/Statements Kommunikation mit dem Patienten	Empfehlungs- grad
5-1 Alle Patienten mit chronischer Herzinsuffizienz und wenn möglich ihre Angehörigen sollen nach Diagnosestellung sowie vor und während der Therapie über die Grundprinzipien der Therapie aufgeklärt und zu aktiver Mitwirkung motiviert werden.	⇑⇑⇑
5-2 Bei der Kommunikation mit Patienten und/oder Angehörigen sollten die folgenden Aspekte berücksichtigt werden: • eine tragfähige Arzt-Patient-Beziehung etablieren; • typischen Verlauf der Erkrankung und Besonderheiten der Prognose erläutern, Patient in die Identifizierung der Prognosefaktoren und evtl. Barrieren für Lebensstiländerungen involvieren; • Auswirkungen der Erkrankung auf die Lebensqualität (Symptomatik, Belastungsintoleranz, Depression, reduziertes Sexualleben) erfragen und ggf. besprechen; • Angebot wirksamer und unterstützender Therapien erläutern und Patientenpräferenzen erfragen; • Bedeutung eines gesünderen Lebensstils für den Therapieerfolg erklären; • Bedeutung regelmäßiger körperlicher Aktivität im Alltag erläutern; • Einwilligung des Patienten zu Lebensstiländerung anstreben (Zielvereinbarungen), ggf. Hilfestellung bei einem realistischen Plan zum Lebensstil anbieten und Entwicklung beobachten; • den Patienten über die Bedeutung der kontrollierten Flüssigkeitsaufnahme aufklären und mit dem Patienten eine tägliche Trinkmenge vereinbaren; • zum Führen eines Gewichtstagebuchs motivieren; • über praktische Hilfsmittel wie Notfallarmband informieren; • über zusätzliche Informationen und Unterstützung (Patientenleitlinie, Selbsthilfegruppen) informieren; • Strategien im Umgang mit Veränderungen und emotionalen Auswirkungen im familiären, beruflichen und sozialen Umfeld anbieten.	⇑

Empfehlung/Statements	Empfehlungs-grad
Berücksichtigung von prognostisch relevanten Faktoren	
5-3 Bei Patienten mit der Diagnose Herzinsuffizienz sollten initial – und wenn neue diagnostische Erkenntnisse dafür sprechen – die Untersuchung und Therapie der folgenden Prognosefaktoren in Betracht gezogen werden: • kardiovaskuläre Erkrankungen; • Diabetes mellitus; • chronische Niereninsuffizienz; • maligne Erkrankungen; • Depression; • Atemwegserkrankungen; • Lebensstilfaktoren (z. B. Rauchen); • Anämie.	⇑
Training und körperliche Aktivität	
5-4 Stabile Herzinsuffizienzpatienten (NYHA I-III) sollen zu moderater körperlicher Aktivität, ggf. im Rahmen eines kardialen Rehabilitationsprogramms, ermuntert werden.	⇑⇑⇑
5-5 Ein körperliches Training bei Patienten mit chronischer Herzinsuffizienz soll über eine umschriebene Rehabilitationsmaßnahme hinaus aufrechterhalten und mit ambulanten Nachsorgemaßnahmen unterstützt werden.	⇑⇑⇑
Modifikation des Lebensstils	
5-6 Patienten mit chronischer Herzinsuffizienz, die rauchen, sollen dazu ermutigt werden, das Rauchen einzustellen. Bei unzureichendem Effekt sollen weitere Maßnahmen zur Rauchentwöhnung angeboten werden.	⇑⇑⇑
5-7 Patienten mit alkoholtoxischer Kardiomyopathie sollen strikte Alkoholkarenz einhalten und ggf. Unterstützung zur Abstinenz erhalten, da darunter Verbesserungen oder sogar komplette Remissionen beobachtet wurden.	⇑⇑⇑

Empfehlung/Statements	Empfehlungs-grad
Modifikation des Lebensstils	
5–8 Patienten mit einer chronischen Herzinsuffizienz, die nicht auf einer alkoholtoxischen Kardiomyopathie beruht, sollte empfohlen werden, Alkohol nur in geringen Mengen zu konsumieren.	⇑
5–9 Mit herzinsuffizienten Patienten und ihren Partnern sollten die individuellen Möglichkeiten sexueller Aktivität besprochen werden.	⇑
Ernährung und Gewicht	
5–10 Bei allen Patienten mit unklarem Gewichtsverlust sollte nach einer behebbaren Ursache (z. B. Depression, Medikamente, maligne Erkrankungen) gesucht werden und diese entsprechend behoben werden.	⇑
5–11 Patienten mit Herzinsuffizienz sollen dazu angehalten werden, ihr Gewicht täglich zu einem festen Zeitpunkt zu messen und bei einem für den Patienten unüblichen, kurzfristigen Gewichtsanstieg (Faustregel: > 1 kg/Nacht, > 2 kg/3 Tage sowie > 2,5 kg/Woche)* den behandelnden Arzt zu benachrichtigen.	⇑⇑
5–12 Patienten mit Herzinsuffizienz, die Nahrungsergänzungs-mittel (z. B. Coenzym Q10, Carnitin, Taurin, Antioxydantien) einnehmen oder einnehmen wollen, sollen darüber informiert werden, dass deren Nutzen und Unbedenklichkeit nicht gesichert sind.	⇑⇑

---

*Diese Werte sind Erfahrungswerte und sollten dem Patienten als Orientierungshilfe angeboten werden.

Empfehlung/Statements	Empfehlungs-grad
Ernährung und Gewicht	
5-13 Bei Patienten mit Herzinsuffizienz soll sich die Beschränkung der Flüssigkeitszufuhr (in Liter) am klinischen Zustand (Gewicht im Verlauf gemäß täglicher Kontrolle) und der Ausscheidung (Nierenfunktion gemäß Serumkreatinin oder eGFR) orientieren: • bei Hypervolämie und/oder Hyponatriämie soll die Trinkmenge beschränkt werden auf ca. 1 Liter/Tag (dies berücksichtigt die Flüssigkeitszufuhr von ca. 300 ml durch feste Nahrung, 300 ml Oxidationswasser sowie Flüssigkeitsverlust von ca. 600 ml durch Perspiratio insensibilis); • bei fortgeschrittener Herzinsuffizienz (NYHA III-IV) ist ggf. eine darüber hinausgehende Beschränkung erforderlich, unabhängig von Hypo- oder Normonatriämie; • exzessive Flüssigkeitsaufnahmen von drei oder mehr Litern am Tag sind unbedingt zu vermeiden.	⇑⇑⇑
Impfschutz und Reisen	
5-14 **Impfschutz** Allen Patienten mit Herzinsuffizienz sollten bei Fehlen von Kontraindikationen jährlich Grippeschutzimpfungen** empfohlen werden.	⇑
5-15 **Impfschutz** Patienten mit Herzinsuffizienz können eine Impfprophylaxe gegen Pneumokokken*** mit Polysaccharidimpfstoff erhalten.	⇔

** Gemäß StIKo gilt die Impfung gegen Influenza bei allen Personen, die 60 Jahre und älter sind, als Standardimpfung mit allgemeiner Anwendung = Regelimpfung. Bei Personen unterhalb des 60. Lebensjahres mit chronischen Herz-Kreislauferkrankungen gilt diese Impfung als Indikationsimpfung für Risikogruppen bei individuell (nichtberuflich) erhöhtem Expositions-, Erkrankungs- oder Komplikationsrisiko sowie auch zum Schutz Dritter.

*** Indikationen bezüglich Standard- und Indikationsimpfungen bei Herzinsuffizienz identisch zu Grippeimpfung.

Empfehlung/Statements	Empfehlungs-grad
Impfschutz und Reisen	
5–16 **Reisen** Patienten mit Herzinsuffizienz sollten über die folgenden Aspekte aufgeklärt werden: • Flugreisen sind kontraindiziert für Patienten mit Ruhedyspnoe. • Bei Patienten mit stabiler Herzinsuffizienz und gut kontrollierten Symptomen bestehen keine grundsätzlichen Bedenken gegen eine Flugreise. • Lange Flugreisen bergen für Patienten mit symptomatischer Herzinsuffizienz erhebliche Risiken: z. B. Dehydratation, exzessive Beinödeme, Lungenödem, schlechtere Oxygenierung, tiefe Beinvenenthrombose. • Reisen in Zielgebiete großer Höhenlagen (> 1 500 m) oder hoher Luftfeuchte sind mit einem erhöhten Gesundheitsrisiko verbunden. • Eine Anpassung der Dosierung der Pharmakotherapie in heißen und feuchten Klimaten kann erforderlich sein (Gesundheitsversorgung im Gastland?). • Für herztransplantierte Patienten gelten besondere Reiseempfehlungen.	⇑

Hintergrundinformationen

Die Therapie der chronischen Herzinsuffizienz ist – unabhängig vom klinischen Status – komplex und ihre Wirkung hängt maßgeblich von der Akzeptanz und aktiven Mitwirkung der Patienten und ihrer Angehörigen bzw. Pflegenden ab [2]. Gleichzeitig belastet die Erkrankung sowohl die Patienten als auch ihre Angehörigen sehr stark (siehe Kapitel 9 „Psychosoziale Aspekte").

Die Kommunikation mit dem Patienten und seinen Angehörigen ist deshalb bei der Therapie der chronischen Herzinsuffizienz von zentraler Bedeutung. Eine besondere Herausforderung stellt die Kommunikation mit kognitiv beeinträchtigten Patienten dar.

Bei Herzinsuffizienzpatienten ist eine schlechte Prognose assoziiert mit Komorbiditäten wie KHK, Diabetes mellitus, chronischer Niereninsuffizienz, erhöhten Entzündungsparametern, Krebs, Depression und Atemwegserkrankungen sowie klinischen Befunden wie Anämie, einer niedrigen Ejektionsfraktion sowie Synkopen und Angina-pectoris-Beschwerden als Symptome.

Unklar ist gegenwärtig, ob Übergewicht und Adipositas, die nachweisbar die Entstehung einer Herzinsuffizienz fördern, auch die Prognose nach der Ausbildung einer Herzinsuffizienz verschlechtern [38].

Das Wissen und die Einstellung gegenüber körperlicher Aktivität bei chronischer Herzinsuffizienz haben sich in den letzten Jahrzehnten maßgeblich verändert. Dennoch kann die Empfehlung, die körperliche Belastung zu erhöhen, bei Patienten mit Herzinsuffizienz zu Irritationen und Ängsten führen [30].

Trainingsprogramme können sowohl im stationären als auch im ambulanten Bereich durchgeführt werden. Bei der Einleitung eines Trainingsprogramms sollten die folgenden Aspekte beachtet werden:

1. Bei stabilen Herzinsuffizienzpatienten (NYHA I–III), die ein Training beginnen möchten, sollte nach einem initialen Belastungstest ein Trainingskonzept erarbeitet werden, das die individuellen Präferenzen und die Leistungsfähigkeit der Patienten berücksichtigt.

2. Die körperlichen Aktivitäten sollen so durchgeführt werden, dass keine Herzinsuffizienzsymptome entstehen. Anstrengende isometrische Übungen sollen vermieden werden.

3. Je nach Erfahrungsgrad des behandelnden Arztes mit Trainingsmaßnahmen bei Herzinsuffizienzpatienten soll die Kooperation mit einem auf diesem Gebiet spezialisierten Kollegen bzw. einer Rehabilitationseinrichtung angestrebt werden.

Die einzige Studie zur Umsetzung von Allgemeinmaßnahmen bei Herzinsuffizienzpatienten in Deutschland zeigt, dass nichtmedikamentöse Therapiemaßnahmen bisher verhältnismäßig selten angewendet werden [39].

Für mehr Hintergrundinformationen und Begründungen zu den Empfehlungen inklusive Beispiel für Trainingsplan siehe die Langfassung dieser NVL auf *http:// www.versorgungsleitlinien.de/ themen/herzinsuffizienz.*

6. Spezifische therapeutische Maßnahmen

Kausale Therapie

Empfehlung/Statements	Empfehlungs-
Revaskularisation	**grad**
6-1 Bei jedem Patienten mit chronischer Herzinsuffizienz soll unter Berücksichtigung der Gesamtsituation des Patienten zunächst die Ursache der Herzinsuffizienz behandelt werden, da die Heilung oder Linderung der Grunderkrankung unter Umständen zu einer kompletten Remission der Herzinsuffizienz führen kann.	⇑⇑⇑
6-2 Bei Patienten mit systolischer Herzinsuffizienz auf dem Boden einer KHK, insbesondere mit persistierender Symptomatik, soll eine Myokardrevaskularisation nach Ischämienachweis erwogen werden.	⇑⇑⇑
Ventrikelrekonstruktion/Aneurysmektomie	
6-3 Patienten, die trotz optimaler Therapie noch symptomatisch sind, können in Einzelfällen von weiterführenden kardiochirurgischen Maßnahmen (Ventrikelrekonstruktion, Aneurysmektomie, DorPlastik) profitieren. Diese Verfahren sind spezialisierten Zentren vorbehalten.	**Statement**
Mitralklappenrekonstruktion bei sekundärer Mitralklappeninsuffizienz	
6-4 In Einzelfällen sollte eine Mitralklappenrekonstruktion bei sekundärer Mitralklappeninsuffizienz erwogen werden. Dieses Verfahren ist spezialisierten Zentren vorbehalten.	⇑

Hintergrundinformationen Die chronische Herzinsuffizienz kann durch eine Vielzahl von Grunderkrankungen verursacht werden (siehe Kapitel 1 "Definition und Epidemiologie"). Einige dieser Grunderkrankungen beziehungsweise die daraus entstandene Herzinsuffizienz sind reversibel oder behandelbar. Deshalb soll bei jedem Patienten die zugrunde liegende Erkrankung exakt diagnostiziert und soweit möglich therapiert werden [40; 41]. Die konkrete Behandlung möglicher Grunderkrankungen ist nicht Gegenstand dieser NVL. Die hier adressierten Therapieverfahren sind eine Auswahl wichtiger und etablierter operativer Therapieansätze.

Patienten, die für kausale Therapiemaßnahmen in Frage kommen, sollten umgehend an die entsprechenden Spezialisten überwiesen werden. Da einige Therapien mit erheblichen Risiken verbunden sind, sollten vor jeder Therapieentscheidung die individuellen Nutzen-Risiko-Relationen abgewogen werden.

Für mehr Hintergrundinformationen und Begründungen zu den Empfehlungen siehe die Langfassung dieser NVL auf *http://www.versorgungsleitlinien.de/themen/herzinsuffizienz*.

Pharmakotherapie
Einleitung

Die Medikamente der Pharmakotherapie bei chronischer Herzinsuffizienz unterscheiden sich hinsichtlich ihrer Wirkung in folgende Gruppen:

Prognoseverbessernde Pharmaka:

• sie verbessern die Prognose und meist die Symptomatik.

Symptomverbessernde Pharmaka:

• sie haben bisher keinen nachgewiesenen Effekt auf das Überleben der Patienten, können aber die Lebensqualität verbessern.

Demzufolge sollten keinem Patienten die Medikamente der ersten Gruppe vorenthalten werden, sofern er keine Kontraindikationen dagegen aufweist. Medikamente der zweiten Gruppe werden nur im individuellen Bedarfsfall angewendet.

Wenn jedoch die Herzinsuffizienz bei Vorerkrankungen, die die Lebenserwartung und/oder Lebensqualität maßgeblich einschränken (z. B. Malignome, schwere COPD), zur Komorbidität wird, sollte die Therapie symptomatisch orientiert sein.

Patienten mit Herzinsuffizienz sind häufig alt (> 65 Jahre) und multimorbide (siehe Kapitel 10 „Komorbidität" und 11 „Multimorbidität und geriatrische Aspekte"). Die damit einhergehende umfangreiche Begleitmedikation vieler herzinsuffizienter Patienten schmälert oftmals deren Therapieadhärenz und dadurch die Wirksamkeit der Therapie.

Bei der Wahl des Produkts und der Dosierung sollte deshalb grundsätzlich versucht werden, die Anzahl der täglichen Medikamentendosen zu minimieren, um die Therapieadhärenz zu verbessern. Gleichzeitig können mit einer größeren Verteilung der Tagesdosen möglicherweise auftretende Nebenwirkungen minimiert werden. Dieser Zielkonflikt zwischen Minimierung der täglichen Medikamentendosen und Minimierung der Nebenwirkungen durch Verteilung der Medikamentendosis erschwert die Gestaltung der Pharmakotherapie der chronischen Herzinsuffizienz. Produktwahl und Dosierung sollten deshalb sowohl der konkreten Situation als auch den Präferenzen des Patienten Rechnung tragen.

Die Pharmakotherapie der diastolischen Herzinsuffizienz (Herzinsuffizienz bei erhaltener systolischer Funktion) und der systolischen Herzinsuffizienz unterscheiden sich maßgeblich.

Zu den spezifischen Indikationen, Kontraindikationen, Nebenwirkungen und Dosierungshinweisen sowie weiteren Informationen zu den Pharmaka der ersten Wahl bei systolischer Herzinsuffizienz (ACE-Hemmer, Beta-Rezeptorenblocker, Diuretika, AT1-Rezeptorblocker, Aldosteron-Antagonisten) wurden Übersichten erstellt (siehe Anhänge in der Langfassung dieser NVL unter *http://www.versorgungsleitlinien.de/themen/herzinsuffizienz*).

Pharmacotherapie bei systolischer Herzinsuffizienz

Arzneimittel		NYHA-Klassen			
		NYHA I (Asymptomatische LV-Dysfunktion)	NYHA II	NYHA III	NYHA IV (Verordnung nur in enger Kooperation mit einem Facharzt für Kardiologie)
ACE-Hemmer		Indiziert	Indiziert	Indiziert	Indiziert
Beta-Rezeptorenblocker		• nach Myokardinfakt** • bei Hypertonie**	Indiziert*	Indiziert*	Indiziert*
Diuretika	Schleifendiuretika	–	bei Flüssigkeitsretention	Indiziert	Indiziert
	Thiazide	bei Hypertonie	bei Flüssigkeitsretention	Indiziert***	Indiziert***
Aldosteron-Antagonisten		–	nach Myokardinfarkt	Indiziert (bei persistierender Symptomatik)	Indiziert (bei persistierender Symptomatik)
AT1-Rezeptorblocker		bei ACE-Hemmer-Intoleranz	bei ACE-Hemmer-Intoleranz	bei ACE-Hemmer-Intoleranz	bei ACE-Hemmer-Intoleranz
Herzglykoside		• bei chronischem, tachyarrhythmischem Vorhofflimmern • bei Sinusrhythmus nur als Reservemittel****			
Antikoagulanzien		bei Vorhofflimmern oder spezifischen Bedingungen*****			
Amlodipin oder Felodipin		bei therapiefraktärer arterieller Hypertonie oder Angina pectoris			

---

* nur bei stabilen Patienten, langsam einschleichend unter engmaschiger Kontrolle; Kontraindikationen nur bei dekompensierter Herzinsuffizienz
** gemäß Leitlinien zu Hypertonie und KHK
*** zur Potenzierung der Schleifendiuretikawirkung
**** mit niedrigem Zielserumspiegel
***** siehe Statement 6-15 zur antikoagulativen Therapie

Abb. 6: Medikamentöse Stufentherapie nach NYHA-Klassen bei systolischer Herzinsuffizienz (mod. nach [8])

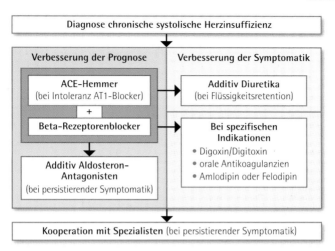

Abb. 7: Schematische Darstellung der Pharmakotherapie bei chronischer systolischer Herzinsuffizienz (mod. nach [42])

Empfehlung/Statements Pharmaka bei systolischer Herzinsuffizienz	Empfehlungs-grad
ACE-Hemmer	
6-5 Alle symptomatischen sowie asymptomatischen Patienten mit einer nachgewiesenen systolischen Dysfunktion (EF < 35 %-40 % *) und fehlenden Kontraindikationen sollen ACE-Hemmer erhalten. Dabei sollte bis zur höchsten in Studien ermittelten Zieldosis oder, falls diese nicht erreicht werden kann, bis zur maximal tolerierten Dosis schrittweise gesteigert werden.	⇑⇑
Angiotensin-II-Antagonisten (AT1-Rezeptorblocker)	
6-6 AT1-Rezeptorenblocker sollen Patienten mit symptomatischer Herzinsuffizienz (NYHA II-IV) erhalten, die ACE-Hemmer nicht tolerieren.	⇑⇑
6-7 Asymptomatische Patienten (NYHA I), die ACE-Hemmer nicht tolerieren, können alternativ AT1-Rezeptorenblocker erhalten.	⇔

* Die Verwendung einer Spannbreite von 35-40 % – im Gegensatz zu der sonst üblichen Angabe einer "scharfen" Grenze (z. B. < 40 %) – berücksichtigt folgende Tatsachen: Für die Bestimmung der LVEF gibt es verschiedene etablierte Messverfahren (Echokardiographie, Radionuklidventrikulographie, Lävokardiographie, Magnetresonanztomographie), die – methodisch bedingt – die tatsächliche LVEF entweder etwas über- oder unterschätzen.
Bei der Bestimmung der LVEF muss von einer gewissen patienten- und untersucherabhängigen inter- und intraindividuellen Varianz ausgegangen werden [4; 5].
In den Therapiestudien zur Herzinsuffizienz wurden unterschiedliche Grenzwerte (< 35 %, < 40 %) für die LVEF verwendet.
Pathophysiologisch kann bereits eine erniedrigte EF < 50 % zu einer Herzinsuffizienz führen. Aufgrund der verwendeten Grenzwerte in den Therapiestudien ist jedoch weniger klar, wie Patienten in der ,Grauzone' mit einer Ejektionsfraktion > 35-40 % behandelt werden sollen. Daher wird zu dieser Konstellation hier nicht Stellung genommen.

Empfehlung/Statements Pharmaka bei systolischer Herzinsuffizienz	Empfehlungs-grad
Beta-Rezeptorenblocker	
6-8 Alle klinisch stabilen**, symptomatischen Patienten (NYHA II-IV) mit nachgewiesener Herzinsuffizienz und Fehlen von Kontraindikationen sollen Beta-Rezeptorenblocker vom Typ Bisoprolol, Carvedilol oder Metoprololsuccinat in der Ziel-dosis bzw. der maximal tolerierten Dosis erhalten. Patienten über 70 Jahren können alternativ auch Nebivolol erhalten***.	⇑⇑⇑
6-9 Bei Patienten, deren Zustand sich akut verschlechtert (Übergang NYHA III-IV), sollten Beta-Rezeptorenblocker nicht zwangsläufig abgesetzt werden.	⇑
Aldosteron-Antagonisten	
6-10 Bei Patienten im akuten Myokardinfarkt, die eine einge-schränkte Ejektionsfraktion < 40 % haben und zusätzlich klinische Zeichen einer Herzinsuffizienz aufweisen, sollte im akuten Infarktstadium (3-14 Tage nach Infarkt) eine Therapie mit Eplerenon begonnen werden.	⇑
6-11 Niedrig dosiertes Spironolacton sollten diejenigen Patienten additiv erhalten, die trotz optimaler Therapie mit ACE-Hemmer, Beta-Rezeptorenblocker, Diuretikum mäßig bis hochgradig symptomatisch (NYHA III-IV) bleiben (Cave: Hyperkaliämie).	⇑

** Als „klinisch stabil" sollen Patienten gelten, die unter Diuretikatherapie über 1-2 Wochen konstantes Körpergewicht haben und auch sonst keine Zeichen einer Dekompensation aufweisen.

*** Der Einsatz von Beta-Rezeptorenblockern in der Therapie der Herzinsuffizienz stellt ein typisches Beispiel für einen Paradigmenwechsel in der Medizin dar, da diese noch in den 80er Jahren als kontraindiziert angesehen wurden. Ein solcher Paradigmenwech-sel setzt sich nur langsam im Alltagshandeln durch und ist oftmals mit Unsicherheit verbunden, zumal vielfach in der Roten Liste bei vielen eingeführten Präparaten noch die Herzinsuffizienz als Kontraindikation aufgeführt wird.

Empfehlung/Statements	Empfehlungs-grad
Pharmaka bei systolischer Herzinsuffizienz	
Diuretika	
6-12 Herzinsuffizienzpatienten, die Zeichen einer Flüssigkeitsretention aufweisen, sollen Diuretika erhalten, da Diuretika die einzige medikamentöse Therapieoption zur Kontrolle des Volumenhaushalts darstellen.	⇑⇑⇑
Reservemittel und Pharmaka für ausgewählte Patienten bei systolischer Herzinsuffizienz	
Digitalis	
6-13 Digoxin, seine halbsynthetischen Derivate Beta-Acetyldigoxin und Metildigoxin sowie Digitoxin sollten in der Regel bei Patienten mit chronischer Herzinsuffizienz nur bei tachyarrhythmischem Vorhofflimmern neben der prognoseverbessernden Medikation zur Kontrolle der Ruhefrequenz gegeben werden.	⇑
6-14 Bei Patienten mit chronischer Herzinsuffizienz und Sinusrhythmus sollten Digoxin, seine halbsynthetischen Derivate Beta-Acetyldigoxin und Metildigoxin sowie Digitoxin nur noch – niedrigdosiert – als Reservemittel verwendet werden.	⇑
Antikoagulative Therapie	
6-15 Eine chronische Herzinsuffizienz ist an sich keine Indikation für eine Antikoagulation. Eine orale Antikoagulation ist bei Herzinsuffizienzpatienten nur unter bestimmten Umständen indiziert, z. B. bei Vorhofflimmern, intrakavitären Thromben oder Ventrikelaneurysmata.	**Statement**
Pharmaka bei diastolischer Herzinsuffizienz – in Kooperation mit Kardiologen	
6-16 Patienten mit diastolischer Herzinsuffizienz (Herzinsuffizienz bei erhaltener systolischer Funktion) sollten in Kooperation von Hausarzt und Kardiologen behandelt werden.	⇑

Empfehlung/Statements Pharmaka bei diastolischer Herzinsuffizienz – in Kooperation mit Kardiologen	Empfehlungs-grad
6-17 Die Therapie von Patienten mit chronischer diastolischer Herzinsuffizienz (Herzinsuffizienz bei erhaltener systolischer Funktion) ist auf die Kontrolle der arteriellen Hypertonie, der Herzfrequenz und des Volumenstatus ausgerichtet.	Statement
6-18 Die Hypertoniebehandlung bei Patienten mit diastolischer Herzinsuffizienz (Herzinsuffizienz bei erhaltener systolischer Funktion) soll konform den Leitlinien-Empfehlungen der Hypertonie erfolgen.	⇧⇧
6-19 Die Behandlung des Vorhofflimmerns bei Patienten mit diastolischer Herzinsuffizienz (Herzinsuffizienz bei erhaltener systolischer Funktion) soll konform den Leitlinien-Empfehlungen zu Vorhofflimmern erfolgen.	⇧⇧

Hintergrundinformationen

Ob zuerst ACE-Hemmer oder zuerst Beta-Rezeptorenblocker gegeben werden, ist prinzipiell gleichgültig [43], es empfiehlt sich jedoch wegen initial nicht unerheblicher Nebenwirkungen, nur bei tachykarden Patienten mit einem Beta-Rezeptorenblocker vor einem ACE-Hemmer zu beginnen [2].

Der Nutzen von Beta-Rezeptorenblockern hinsichtlich Mortalität und Morbidität steigt mit der Schwere der Herzinsuffizienz. In Abhängigkeit von dem Mortalitätsrisiko schwanken die Effektmaße in den ausgewerteten Studien deshalb erheblich.

Aufgrund der unsicheren Evidenzlage kann die Tripletherapie mit ACE-Hemmern, Beta-Rezeptorenblockern und AT1-Rezeptorblockern gegenwärtig nicht für die Standardtherapie, sondern nur bei ausgewählten Patienten und in Kooperation mit einem Kardiologen/Nephrologen empfohlen werden [2].

Eine unter Studienbedingungen nur selten beobachtete Komplikation bei Gabe von Aldosteronantagonisten – die Hyperkalämie – stellt möglicherweise unter Alltagsbedingungen eine erhebliche Einschränkung der Therapiesicherheit dar. Dies entspricht auch der Wahrnehmung der beteiligten Experten. Obwohl die bisherigen Daten nicht als Beleg für einen kausalen Zusammenhang gewertet werden dürfen, rechtfertigen sie eine strenge Indikationsstellung (Patientengruppen, die einen nachweislichen Benefit gezeigt haben), die Vermeidung inadäquat hoher Dosierungen sowie eine engmaschige Kontrolle von Nierenfunktion und Kaliumspiegel bei Patienten, die ACE-Hemmer und Aldosteron-Antagonisten erhalten. Dies gilt insbesondere bei älteren Patienten [2].

Die gegebenen Therapieempfehlungen zur Therapie der diastolischen Herzinsuffizenz (Herzinsuffizienz bei erhaltener systolischer Funktion) leiten sich von der Evidenz zur systolischen Herzinsuffizienz ab oder basieren auf pathophysiologischen Überlegungen, die sich an der Behandlung der Grunderkrankung orientieren. Dabei spielt die arterielle Hypertonie die größte Rolle.

Für mehr Hintergrundinformationen und Begründungen zu den Empfehlungen siehe die Langfassung dieser *NVL auf http://www.versorgungsleitlinien.de/themen/herzinsuffizienz*.

Apparative Therapie

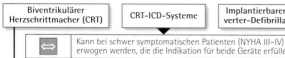

| | Biventrikulärer Herzschrittmacher (CRT) | CRT-ICD-Systeme | Implantierbarer Kardioverter-Defibrillator (ICD) |

⇔	Kann bei schwer symptomatischen Patienten (NYHA III–IV) erwogen werden, die die Indikation für beide Geräte erfüllen.
Statement	Gegenüber CRT-Systemen ohne ICD nicht adäquat untersucht.

Bei schwer symptomatischen Patienten (NYHA III–IV), die folgende Voraussetzung erfüllen:

- **reduzierte Ejektionsfraktion (< 35 %);**
- **linksventrikuläre Dilatation;**
- **optimale medikamentöse Therapie;**
- **Sinusrhythmus;**
- **QRS-Komplex ≥120 ms.**

Bei Patienten mit chronischer Herzinsuffizienz und Vorhofflimmern, die die Voraussetzungen für eine kardiale Resynchronisation erfüllen (NYHA III–IV, EF ≤35%, linksventrikuläre Dilatation, optimale medikamentöse Therapie, QRS-Komplex ≥120 ms) sollte eine kardiale Resynchronisation erwogen werden.

Zur Prävention <u>nach</u> überlebten Herzrhythmusstörungen

Bei Patienten mit chronischer Herzinsuffizienz soll die Implantation eines Defibrillators (ICD) erfolgen, wenn sie eine Lebenserwartung von über einem Jahr haben und eine der folgenden Voraussetzungen erfüllen:

- nach überlebtem plötzlichen Herztod;
- **bei anhaltenden hämodynamisch wirksamen Kammertachykardien (die nicht durch vermeidbare Ursachen aufgetreten sind).**

Der Patient soll darauf hingewiesen werden, dass die Maßnahme der Verhinderung des plötzlichen Herztodes u. nicht der Verhinderung der Progression der Herzinsuffizienz dient.

Zur Prävention <u>vor</u> dem Auftreten v. Herzrhythmustör.

Die Implantation eines Defibrillators (ICD) sollte bei Patienten nach Myokardinfarkt (> 4 Wochen) erwogen werden, die alle folgenden Voraussetzungen erfüllen:

- fortbestehend eingeschränkte Ejektionsfraktion ≤ 35% nach mind. 1 Mo. optimaler medikamentöser Therapie;
- Lebenserwartung >1 Jahr;
- ausreichendes Zeitintervall nach revaskularisierenden Maßnahmen.

Die Implantation eines Defibrillators (ICD) kann außerdem bei Patienten mit dilatativer Kardiomyopathie (DCM) erwogen werden, die alle folgenden Vorraussetzungen erfüllen:

- symptomatische Herzinsuffizienz (NYHA II–III);
- Herzinsuffizienz mind. seit 3 Monaten bestehend;
- fortbestehend eingeschränkte Ejektionsfraktion ≤ 35% nach mind. 1 Mo. optimaler medikamentöser Therapie;
- Lebenserwartung >1 Jahr.

Abb. 8: Übersicht Indikationen für biventrikulären Herzschrittmacher, implantierbare Kardioverter-Defibrillatoren und Kombinationsgeräte

Empfehlung/Statements	Empfehlungs-grad
Kardiale Resynchronisationstherapie (CRT)	
6-20 Bei Patienten mit chronischer Herzinsuffizienz soll die Indikation zur kardialen Resynchronisationstherapie in Kooperation mit hierfür spezialisierten Einrichtungen gestellt werden.	⇑⇑⇑
6-21 Schwer symptomatische Patienten (NYHA III-IV), die folgende Voraussetzungen erfüllen, sollen eine kardiale Resynchronisation durch biventrikuläre Stimulation erhalten: • reduzierte Ejektionsfraktion ($\leq$ 35 %); • linksventrikuläre Dilatation; • optimale medikamentöse Therapie; • Sinusrhythmus; • QRS-Komplex $\geq$ 120 ms.	⇑⇑⇑
6-22 Bei Patienten mit chronischer Herzinsuffizienz und Vorhofflimmern, die die Voraussetzungen für eine kardiale Resynchronisation erfüllen (NYHA III-IV, EF $\leq$ 35 %, linksventrikuläre Dilatation, optimale medikamentöse Therapie, QRS-Komplex $\geq$ 120 ms) sollte eine kardiale Resynchronisation erwogen werden.	⇑
Implantierbare Kardioverter-Defibrillatoren (ICD) **ICD-Therapie zur Prävention nach überlebten Herzrhythmusstörungen**	
6-23 Bei Patienten mit chronischer Herzinsuffizienz soll die Implantation eines Defibrillators (ICD) erfolgen, wenn sie eine Lebenserwartung von über einem Jahr haben und eine der folgenden Voraussetzungen erfüllen: • nach überlebtem plötzlichen Herztod; • bei anhaltenden, hämodynamisch wirksamen Kammertachykardien (die nicht durch vermeidbare Ursachen aufgetreten sind). Der Patient soll darauf hingewiesen werden, dass die Maßnahme der Verhinderung des plötzlichen Herztodes dient und nicht der Verhinderung der Progression der Herzinsuffizienz.	⇑⇑⇑

Empfehlung/Statements ICD-Therapie zur Prävention <u>vor</u> dem Auftreten von Herzrhythmusstörungen	Empfehlungs-grad
6-24 Die Implantation eines Defibrillators (ICD) sollte bei Patienten nach Myokardinfarkt (> 4 Wochen) erwogen werden, die alle folgenden Voraussetzungen erfüllen: • fortbestehend eingeschränkte Ejektionsfraktion ≤ 35 % nach mindestens einem Monat optimaler medikamentöser Therapie; Lebenserwartung > 1 Jahr; • ausreichendes Zeitintervall nach revaskularisierenden Maßnahmen.	⇑
6-25 Die Implantation eines Defibrillators (ICD) kann außerdem bei Patienten mit dilatativer Kardiomyopathie (DCM) erwogen werden, die alle folgenden Voraussetzungen erfüllen: • symptomatische Herzinsuffizienz (NYHA II-III); • Herzinsuffizienz mindestens seit drei Monaten bestehend; • fortbestehend eingeschränkte Ejektionsfraktion ≤ 35 % nach mindestens einem Monat optimaler medikamentöser Therapie; • Lebenserwartung > 1 Jahr.	⇔
CRT-ICD-Systeme	
6-26 Bei schwer symptomatischen Patienten (NYHA III-IV), die sowohl die Voraussetzungen für eine biventrikuläre Stimulation (CRT) als auch für die Implantation eines Defibrillators (ICD) erfüllen, kann die Implantation eines CRT-ICD-Systems erwogen werden.	⇔
6-27 Ob CRT-ICD-Systeme gegenüber CRT-Systemen ohne ICD bei Patienten mit chronischer Herzinsuffizienz zu einem Überlebensvorteil führen, wurde bisher nicht adäquat untersucht.	**Statement**

Hintergrundinformationen

Etwa ein Drittel aller Patienten mit geringer Ejektionsfraktion im Stadium NYHA III-IV entwickeln eine ventrikuläre Dyssynchronie [10]. Diese Reizleitungsstörungen verursachen eine eingeschränkte Pumpleistung des Herzens und sind bei herzinsuffizienten Patienten mit einem erhöhten Mortalitätsrisiko assoziiert [10].

Bezüglich der kardialen Resynchronisationstherapie ist bisher noch unklar, welche Patientengruppe den größten Nutzen von dieser Therapie hat. Bisherige Studien weisen darauf hin, dass 11-46 % der Patienten mit biventrikulärem Herzschrittmacher nach klinischen und echokardiographischen Gesichtspunkten nicht auf die Therapie ansprechen [44]. Weitere Studien sind notwendig, um die Patienten zu identifizieren, die besonders oder gar nicht von dieser Therapie profitieren.

Die kardiale Resynchronisation mittels biventrikulärer Stimulation verlangt wie alle invasiven Therapiemaßnahmen mehr oder weniger große Anpassungsleistungen von den Patienten. Dementsprechend sollte auch die psychische Befindlichkeit dieser Patienten beachtet und ggf. therapiert werden (siehe auch Kapitel 9 Psychosoziale Aspekte).

Der plötzliche Herztod (Sudden Cardiac Death) ist eine der häufigsten Todesursachen von Patienten mit Herzinsuffizienz. Ein implantierbarer Kardioverter-Defibrillator (ICD) kann durch die Abgabe eines Schocks oder Anti Tachycardia Pacing (ATP) den plötzlichen Herztod infolge einer ventrikulären Tachyarrhythmie wirksam verhindern.

Die Problematik der Entscheidung für eine ICD-Therapie ergibt sich aus medizinischen (Selektion, Komplikationen) sowie ethischen (plötzlicher Herztod versus Tod in der Herzinsuffizienz) und ökonomischen (hohe Kosten der Geräte) Aspekten [45]. Die individuelle Entscheidung für oder gegen eine ICD-Therapie ist deshalb häufig sehr schwierig.

Wenngleich nur ein Viertel bis ein Drittel aller ICD-Patienten jemals eine ICD-Entladung erfahren, empfehlen wir, das psychische Befinden der Patienten vor ICD-Implantation und regelmäßig im Verlauf (z. B.

anlässlich der Geräte-Kontrollen) zu erfassen und bei ausgeprägtem Distress, Angst oder Depression eine gezielte Hilfestellung anzubieten. Empfehlenswert ist hierbei eine Einbeziehung der Angehörigen.

Für mehr Hintergrundinformationen und Begründungen zu den Empfehlungen siehe die Langfassung dieser NVL auf *http://www.versorgungsleitlinien.de/themen/herzinsuffizienz*.

Herztransplantation und künstliche Ventrikel

Empfehlung/Statements	Empfehlungs-grad
Kunstherz/Unterstützungssysteme	
6-28 Die Indikation zu Kunstherzen/Unterstützungssystemen soll ausschließlich hierfür spezialisierten Einrichtungen vorbehalten werden.	⇧⇧⇧
6-29 Bei Patienten mit schwerer dekompensierter Herzinsuffizienz kann die Implantation von Kunstherz/Unterstützungssystemen erwogen werden.	⇔
Herztransplantation	
6-30 Bei Patienten mit schwerer Herzinsuffizienz (NYHA III-IV) soll zwischen Hausarzt und Kardiologen die Vorstellung in einer spezialisierten Einrichtung, die ggf. eine Indikation zur Herztransplantation stellt, besprochen werden.	⇧⇧

Empfehlung/Statements	Empfehlungs-grad
Herztransplantation	
6–31 Bei Patienten nach einer Herztransplantation soll in enger Abstimmung mit dem transplantierenden Zentrum folgendes berücksichtigt werden: • strenge Einstellung der kardiovaskulären Risikofaktoren, da diese einerseits teilweise durch die Immunsuppression verstärkt werden, andererseits das Transplantat gefährden; • grundsätzlich keine Verwendung von Lebendimpfstoffen; Impfungen mit Totimpfstoffen sollen wie bei allen chronisch kranken Patienten durchgeführt werden; • strikte Einhaltung der Untersuchungen zur Tumorfrüherkennung; • großzügige antibiotische Behandlung von Infekten; • ggf. Rücksprache bei Verordnung oder Um-/Absetzen von Medikamenten wegen des erheblichen Interaktionspotenzials von Immunsuppressiva.	⇑⇑⇑

Hintergrundinformationen

Für ventrikuläre Unterstützungssysteme gibt es gegenwärtig drei mögliche Indikationen („Bridge To Transplant" [BTT], „Bridge To Recovery" [BTR] oder „Destination Therapy" [DT]).

Die Indikation für die Implantation eines ventrikulären Unterstützungssystems sollte ausschließlich in einem dafür spezialisierten Zentrum gestellt werden. Der Nutzen und die Risiken einer Implantation sollten – soweit der klinische Zustand des Patienten es erlaubt – gemeinsam mit dem Patienten ausführlich abgewogen werden. Außerdem muss die psychologische Betreuung der Patienten bei einer Implantation sichergestellt sein.

Der Einsatz eines linksventrikulären Unterstützungssystems erfordert im Rahmen der Nachbetreuung eine enge Anbindung des Patienten an ein Herzzentrum. Die Vorstellung des Patienten in einem Transplantationszentrum sollte in Kooperation mit dem mitbetreuenden Kardiologen (oder durch ihn) erfolgen [2]. Da die Wartezeiten auf den Transplantationslisten sehr lang sein können, sollte eine Transplantation nicht erst bei schwerster Herzinsuffizienz erwogen werden, sondern bereits vorher. Gegebenenfalls sollte gerade bei jüngeren Patienten die Vorstellung in einem solchen Zentrum großzügig erfolgen, da auch beim Vorliegen von Kontraindikationen individuelle Konzepte Erfolg versprechen können (z. B. gleichzeitige Nierentransplantation bei fortgeschrittener Niereninsuffizienz) [2]. Für mehr Hintergrundinformationen und Begründungen zu den Empfehlungen siehe die Langfassung dieser NVL auf *http://www. versorgungsleitlinien.de/themen/ herzinsuffizienz.*

Komplementärmedizinische Therapie in der Pharmakotherapie

Empfehlung/Statements Kunstherz/Unterstützungssysteme	Empfehlungs-grad
6-32 Bei Patienten mit chronischer Herzinsuffizienz soll der Einsatz von komplementärmedizinischen Therapien in der Pharmakotherapie unterbleiben.	⇑⇑⇑
6-33 Der Einsatz dieser komplementärmedizinischen Therapien ist auch nicht als Zusatz (add-on) zu einer Basistherapie indiziert.	**Statement**
6-34 Die einzige Indikation für den Einsatz von Vitaminen ist der Ausgleich eines dokumentierten Vitaminmangels.	**Statement**

Hintergrundinformationen
Für Hintergrundinformationen und Begründungen zu den Empfehlungen siehe die Langfassung dieser NVL auf *http://www.versorgungsleitlinien.de/themen/herzinsuffizienz.*

7. Verlaufskontrolle

Empfehlung/Statements	Empfehlungs-grad
7-1 Bei allen Patienten mit chronischer Herzinsuffizienz soll regelmäßig der klinische Status anhand der folgenden Parameter überprüft werden: • funktionale Kapazität (NYHA-Klasse); • psychosozialer Status und Lebensqualität; • Volumenstatus (Gewichtsverlauf, klinische Untersuchung, Blutdruckmessung); • Herzrhythmus und -frequenz (Pulsmessung, ggf. EKG und Langzeit-EKG); • eingenommene Medikation (Erfassung – Kontrolle – ggf. Anpassung, UAW); • Laborkontrolle (Natrium, Kalium, Kreatinin bzw. glomeruläre Filtrationsrate (eGFR)).	⇑⇑⇑
7-2 Bei klinisch stabilen Patienten mit chronischer Herzinsuffizienz soll bei unveränderter Medikation die Kontrolle der Serumelektrolyte (Natrium, Kalium) und Nierenfunktion (Kreatinin bzw. glomeruläre Filtrationsrate geschätzt nach Cockcroft-Gault-Formel oder verkürzter MDRD-Formel oder endogene Creatininclearance) halbjährlich erfolgen. Eine engmaschigere Beobachtung und die Kontrolle zusätzlicher Parameter sollen in Abhängigkeit vom klinischen Status, Begleiterkrankungen und bei Änderungen der Medikation erfolgen.	⇑⇑⇑

Empfehlung/Statements	Empfehlungs-grad
7–3 Alle symptomatischen Patienten mit chronischer Herzinsuffizienz sollten ermutigt und darin geschult werden, ihren Gewichtsverlauf in einem Tagebuch zu dokumentieren und bei einem für den Patienten unüblichen, kurzfristigen Gewichtsanstieg (> 1 kg/Nacht, > 2 kg/3 Tage, > 2,5 kg/Woche)* den behandelnden Arzt umgehend zu konsultieren.	⇑
7–4 Bei allen symptomatischen Patienten mit chronischer Herzinsuffizienz sollte geprüft werden, ob der Patient fähig ist, auf der Grundlage des Gewichtsprotokolls selbständig die Diuretikadosis anzupassen.	⇑

Hintergrundinformationen

Für die Einschätzung der funktionalen Kapazität kann die gezielte Erfragung der Belastbarkeit in Alltagssituationen wertvolle Hinweise liefern. Belastungstests (Sechs-Minuten-Gehtest, Belastungs-EKG) können eingesetzt werden, um objektivere Ergebnisse zu erhalten. Klinische Zeichen, die neben einer Gewichtszunahme auf eine Volumenbelastung hinweisen sind periphere Ödeme, eine pulmonale Stauung, Jugularvenenstauung und Hepatomegalie.

In Ergänzung zum Gewicht sollte auch der Ernährungszustand überprüft werden, da eine Hypovolämie und eine kardiale Kachexie sich jeweils maskieren können. Ein abfallender Blutdruck im Stehen nach einer Blutdruckmessung im Liegen kann auf eine Hypovolämie hinweisen.

Die regelmäßige Erfassung des psychosozialen Status sollte primär im Rahmen der Anamnese erfolgen. Dabei sollten auch gezielt wichtige Aspekte der Lebensqualität erfragt werden. Diese soll

---

* Diese Werte sind Erfahrungswerte und sollten dem Patienten als Orientierungshilfe angeboten werden.

neben somatischen Outcome-Parametern nach Expertenkonsens (z. B. DGK-Positionspapier [46]) zunehmend als Zielgröße der Herzinsuffizienzbehandlung beachtet werden.

Als orientierende Anamnesefragen bieten sich an:

- „Wie fühlen Sie sich?" (Hierbei sowohl auf körperliches wie auf psychisches Befinden eingehen!);
- „Wie kommen Sie zurecht?" (Aspekt des Handlungsvermögens);
- „Wie geht es Ihnen mit anderen Menschen?" (Umfang und Qualität sozialer Beziehungen in Famile, Bekanntschaft und ggf. Beruf prüfen!).

Zur Objektivierung können auch standardisierte Fragebögen zur Erfassung des psychischen Befindens und der Lebensqualität eingesetzt werden (für Hinweise zu geeigneten Fragebögen siehe die Langfassung dieser NVL auf *http://www.versorgungsleitlinien.de/themen/herzinsuffizienz).*

Die Kontrolle der Serumelektrolyte und die Beurteilung der Nierenfunktion vor und regelmäßig unter der Therapie ist ein unerlässlicher Bestandteil der Verlaufskontrolle [8]. Insbesondere bei älteren oder kachektischen Patienten kann jedoch der Serum-Kreatininwert in die Irre führen. Deshalb sollte zusätzlich zum Serum-Kreatininwert ein berechneter Clearance-Wert zur Beurteilung der Nierenfunktion herangezogen werden [8].

Röntgen-Thorax, EKG, Echokardiographie, die Bestimmung natriuretischer Peptide oder die Bestimmung des Digitalisspiegels werden für routinemäßige Verlaufskontrollen ohne konkrete Verdachtsmomente nicht empfohlen [2].

Für mehr Hintergrundinformationen und Begründungen zu den Empfehlungen siehe die Langfassung dieser NVL auf *http://www.versorgungsleitlinien.de/themen/herzinsuffizienz.*

8. Rehabilitation

Empfehlung/Statements	Empfehlungs-grad
8-1 Bei Patienten mit chronischer Herzinsuffizienz (NYHA II-III) und/oder bei klinisch stabilisierten Patienten nach Dekompensation sollte eine kardiologische Rehabilitation durchgeführt werden, wenn als Ursache der Herzinsuffizienz eine koronare Herzkrankheit und/oder eine hypertensive Herzkrankheit vorliegt. Eine kardiologische Rehabilitation sollte insbesondere dann erfolgen, wenn: • die Optimierung der Herzinsuffizienzmedikation häufiger Kontrollen bedarf; • die körperliche Trainingstherapie noch initiiert und anfänglich überwacht werden muss; • ein besonderer Bedarf an Schulungen und/oder Lebensstilinterventionen besteht; • Unterstützung bei der Krankheitsverarbeitung und/oder bei der psychischen Stabilisierung notwendig ist; • die Aussicht auf Stabilisierung bzw. Verbesserung der sozialen und/oder insbesondere der beruflichen Teilhabe besteht. Eine kardiologische Rehabilitation sollte auch bei anderen kardialen Grunderkrankungen angeboten werden, wenn die oben aufgezählten Aspekte bei einem Patienten von Bedeutung sind.	⇑

Empfehlung/Statements	Empfehlungs-grad
8-2 Rehabilitationsprogramme für Patienten mit chronischer Herzinsuffizienz sollen folgende Grundelemente umfassen: • Implementierung einer leitlinien-konformen und individuell angemessenen Medikation; • Durchführung eines ärztlich überwachten und individuell ausgerichteten körperlichen Trainings; • Erfassung der psychosozialen Situation und ggf. Therapie psychischer Probleme bzw. Sozialberatung; • Patientenschulung; • Angebote zur Verhaltensmodifikation/Lebensstiländerung.	⇑⇑
8-3 Zum Abschluss der Rehabilitationsmaßnahme soll den Patienten basierend auf dem erreichten Bewegungsniveau, den Risikofaktoren und Stresstestdaten (falls verfügbar) ein spezifischer Übungsplan sowie Informationen zu Möglichkeiten der strukturierten Nachsorge (z. B. ambulante Herzgruppen, Selbsthilfegruppen) angeboten werden.	⇑⇑

Hintergrundinformationen

Die Adhärenz der Patienten ist eine entscheidende Voraussetzung für den langfristigen Erfolg der therapeutischen Maßnahmen bei Herzinsuffizienz [47-49]. Das Gesundheitsbildungsprogramm in der kardiologischen Rehabilitation besteht aus der Gesamtheit aller Aufklärungs-, Beratungs- und Trainingsmaßnahmen, die auf positive Veränderungen gesundheits- und krankheitsbezogener Einstellungen und Verhaltensweisen ausgerichtet sind. Dies ist für Patienten mit chronischer Herzinsuffizienz, insbesondere aber auch nach Dekompensation, von entscheidender Bedeutung. In der kardiologischen Rehabilitation beinhaltet die Schulung der Patienten mit Herzinsuffizienz die Vermittlung der Krankheitszusammenhänge, die Einübung einer angemessenen Patientenselbstkontrolle (Dokumentation von Blutdruck, Puls, Gewicht, Beschwerden und Symptomatik), den Umgang mit den Medikamenten, das Erlernen einer angemessenen Ernährung und die individuell dosierte körperliche Trainingstherapie.

Die in Deutschland übliche stationäre Rehabilitation kann wesentlich zur Implementierung einer leitlinien-konformen Medikation beitragen.

Ein spezifischer Übungsplan und die Beteiligung an Maßnahmen der strukturierten Nachsorge kann helfen, den Erfolg der Rehabilitation zu stabilisieren und einen Rückfall in alte Verhaltensweisen zu verhindern. Bei der Erstellung des Übungsplanes sollten die folgenden Aspekte berücksichtigt werden:

1. Aufklärung über Zeichen bei Überbelastung, Angina pectoris und kardiopulmonalem Distress;
2. Art und Intensität der körperlichen Belastungen;
3. Dauer und Häufigkeit der körperlichen Belastungen;
4. angestrebte Herzfrequenz;
5. Belastungskontrolle (Borg-Skala [50])
6. Lebensstilfaktoren (Ernährung, Rauchen, Alkohol).

Für mehr Hintergrundinformationen und Begründungen zu den Empfehlungen siehe die Langfassung dieser NVL auf *http://www. versorgungsleitlinien.de/themen/ herzinsuffizienz*.

9. Psychosoziale Aspekte

Einleitung

Die Berücksichtigung und Therapie psychosozialer Probleme von Patienten und/oder Angehörigen ist für die Verbesserung der Lebensqualität und damit für den Therapieerfolg von entscheidender Bedeutung. Die Lebensqualität von Patienten mit Herzinsuffizienz ist oft aufgrund psychosozialer Belastungen erheblich eingeschränkt [51; 52]. Depressionen und andere psychische Probleme sind häufig auftretende Komorbiditäten und darüber hinaus eng mit einer höheren Morbidität und Mortalität assoziiert [53; 54]. Die Behandlung der Herzinsuffizienz erfordert aber in hohem Maße die Mitwirkung und Motivation des Patienten und kann selbst zu psychischen Belastungen führen [55].

Empfehlung/Statements	Empfehlungs-grad
9-1 Patienten mit chronischer Herzinsuffizienz sollten nach Diagnosestellung und in regelmäßigen Abständen hinsichtlich psychischer (Angst, Depression) und sozialer Probleme im Rahmen eines ärztlichen Gesprächs oder durch standardisierte Fragebögen befragt werden. Die Relevanz psychosozialer Probleme bzw. auffälliger Fragebogenscores sollte mit dem Patienten besprochen und ggf. eine weiterführende Diagnostik veranlasst werden.	⇑

Empfehlung/Statements	Empfehlungs-grad
9-2 Patienten mit chronischer Herzinsuffizienz und Depression oder Angststörung sollten zunächst Angebote im Rahmen der psychosomatischen Grundversorgung inklusive Psychoedukation erhalten. Bei mittelschweren oder schweren Formen oder bei unzureichendem Effekt der Grundversorgung sollten weitere Behandlungsoptionen unter Hinzuziehung von Spezialisten (z. B. Stressbewältigungstechniken, Psychotherapie, ggf. Antidepressiva) angeboten werden.	⇑
9-3 Bei Patienten mit chronischer Herzinsuffizienz und Indikation für eine Therapie mit Antidepressiva sollen Trizyklika, aufgrund ihrer proarrhythmischen und negativ inotropen Wirkung, vermieden werden.	⇑⇑⇑
9-4 Vor dem Beginn einer Therapie mit Antidepressiva sollten andere Behandlungsoptionen (z. B. Psychotherapie, körperliches Training) und etwaige Interaktionen mit dem bestehenden Arzneimittelregime des Patienten berücksichtigt werden.	⇑
9-5 Bei der Information und Schulung von Patienten mit chronischer Herzinsuffizienz sollten kognitive Einschränkungen und möglicherweise vorliegende psychische Probleme berücksichtigt werden.	⇑

Hintergrundinformationen

Psychische Probleme wie Depressionen, Angst und soziale Isolation treten bei herzinsuffizienten Patienten häufiger auf als in der Allgemeinbevölkerung und beeinträchtigen ihre Lebensqualität [51; 53; 56]. Depressionen sind zudem mit einem erhöhten Morbiditäts- und Mortalitätsrisiko assoziiert, wobei eine klare Beziehung zwischen dem klinischen Schweregrad von Herzinsuffizienz und Depression besteht [53]. Die depressive Komorbidität ist aber nicht nur eine Folge der Herzinsuffizienz [54; 57]. Vielmehr beeinflussen sich Depression und Herzinsuffizienz gegenseitig [55]. Psychische Probleme gefährden die Adhärenz der Patienten und sollten deshalb frühzeitig erkannt und behandelt werden.

Die Früherkennung von Depressionen wird dadurch erschwert, dass typische Symptome wie Müdigkeit oder Appetitlosigkeit auch durch die Herzinsuffizienz verursacht werden können [30; 58; 59]. Bei Patienten mit wiederholter Präsentation körperlich unerklärter kardialer oder allgemeiner Symptome liegt allerdings häufig eine psychische Komorbidität (z. B. Angststörung, Depression) vor, deren gezielte Erkennung und Behandlung eine kostenintensive, belastende und unergiebige somatische Überdiagnostik zu vermeiden hilft.

Zur frühzeitigen Erkennung einer Depression gibt es bisher keine ausreichende Evidenz für die Überlegenheit eines bestimmten Messverfahrens oder Fragebogens bei Herzinsuffizienzpatienten [30; 58; 60]. Aktuell sind mehrere Fragebögen zur Früherkennung einer Depression verfügbar (BDI [61], HADS-D [62], PHQ-D*). Daneben wird die routinemäßige Einbeziehung folgender zwei Screeningfragen in die ärztliche Anamneseerhebung empfohlen [63-65]:

- „Haben Sie im letzten Monat oft unter Gefühlen von Niedergeschlagenheit, Depressionen oder Hoffnungslosigkeit gelitten?"
- „Haben Sie im letzten Monat oft unter geringem Interesse oder Freudlosigkeit gelitten?"

---

* http://www.klinikum.uni-heidelberg.de/Materialien-zum-PHQ.6276.0.html.

Wird mindestens eine dieser beiden Fragen bejaht, liegt mit einer Wahrscheinlichkeit von > 50 % eine Depression vor [63]. In diesem Fall wird eine weitere Abklärung empfohlen.

Kognitive Einschränkungen, aber auch psychische, soziale und emotionale Faktoren können das individuelle Lernverhalten beeinflussen und sollten bei der Konzeption von edukativen Maßnahmen berücksichtigt werden [35]. Da Patienten selten von selbst über ihre entsprechenden Probleme reden, sollten mögliche kognitive, soziale oder psychische Probleme aktiv angesprochen werden [35].

Bei Patienten mit kognitiver Beeinträchtigung, niedrigem Bildungsstand oder sprachlichen Verständigungsproblemen sollte eine weitestmögliche Vereinfachung des Behandlungsregimes, verständliche und ggf. wiederholte Informationsgaben und ggf. eine feste Zuteilung der täglichen Medikation erwogen werden. Sozial isolierte Patienten können von regelmäßigen persönlichen oder telefonischen Kontakten mit dem Hausarzt oder einer medizinischen Hilfskraft profitieren.

Depressionen [66], Persönlichkeitsstörungen und Suchterkrankungen beeinträchtigen die Behandlungsadhärenz bei körperlich Kranken und sollten gemäß den aktuellen Leitlinien behandelt werden (siehe http://www.awmf-online.de).

Für mehr Hintergrundinformationen und Begründungen zu den Empfehlungen siehe die Langfassung dieser NVL auf http://www.versorgungsleitlinien.de/themen/herzinsuffizienz.

10. Komorbidität

Einleitung

Viele Patienten mit chronischer Herzinsuffizienz leiden aufgrund ihres hohen Alters an Komorbiditäten [18; 67-70]. Diese beeinflussen maßgeblich die Prognose und Lebensqualität der Patienten mit Herzinsuffizienz [18; 67; 71; 72]. Häufige Komorbiditäten bei chronischer Herzinsuffizienz sind unter anderem Niereninsuffizienz, Diabetes mellitus, Hypertonie, KHK, Lungenerkrankungen und Depression [10; 35; 71].

Empfehlung/Statements Niereninsuffizienz	Empfehlungs-grad
10-1 Patienten mit chronischer Herzinsuffizienz und einem erheblichen Anstieg des Serumkreatinin (GFR-Abfall) sollen auf reversible Ursachen (z. B. Begleitmedikation, Hypovolämie, Hypotension, Harnwegsverengung oder -infektion) der Niereninsuffizienz untersucht werden.	⇑⇑⇑
10-2 Bei Patienten mit chronischer Herzinsuffizienz und begleitender Niereninsuffizienz sollten entsprechend den ermittelten Ursachen folgende Maßnahmen erwogen werden: • bei Dehydratation: Lockerung der Flüssigkeitsrestriktion, Dosisreduktion oder befristete Aussetzung des Diuretikums; • bei Therapie mit ACE-Hemmer, AT1-Rezeptorenblocker und/oder Spironolacton: Dosisreduktion oder befristete Aussetzung; • bei separater Nierenerkrankung (diabetische Nephropathie, renovaskuläre Erkrankungen): Untersuchung der Nierenfunktion.	⇑

Empfehlung/Statements	Empfehlungs-grad
Niereninsuffizienz	
10-3 Bei Patienten mit chronischer Herzinsuffizienz und begleitender Niereninsuffizienz sollte die Erhaltungsdosis von Digoxin reduziert bzw. auf Digitoxin umgestellt werden und bei fortschreitender Verschlechterung der Nierenfunktion die Therapie mit Digoxin ausgesetzt werden.	⇑
Diabetes mellitus	
10-4 Patienten mit chronischer Herzinsuffizienz und begleitendem Diabetes mellitus sollen entsprechend den Empfehlungen aktueller evidenzbasierter Diabetes-Leitlinien behandelt werden. Metformin und Insulinsensitizer (Glitazone) sind bei NYHA III-IV kontraindiziert.	⇑⇑⇑
Hypertension/KHK/Angina pectoris	
10-5 Patienten mit chronischer Herzinsuffizienz und begleitender Hypertension sollen entsprechend den Empfehlungen aktueller evidenzbasierter Leitlinien zur Therapie der Hypertension behandelt werden.	⇑⇑⇑
10-6 Patienten mit chronischer Herzinsuffizienz und begleitender chronischer KHK sollen entsprechend den Empfehlungen aktueller evidenzbasierter Leitlinien zur Therapie der chronisch stabilen Angina pectoris behandelt werden.	⇑⇑⇑
10-7 Bei Patienten mit chronischer systolischer Herzinsuffizienz und therapierefraktärer arterieller Hypertonie und/oder Angina pectoris ist unter den Kalziumkanalblockern nur die additive Gabe von Amlodipin oder Felodipin möglich.	**Statement**

Empfehlung/Statements COPD/Asthma	Empfehlungs-grad
10-8 Bei Patienten mit chronischer Herzinsuffizienz stellt eine begleitende COPD keine Kontraindikation für die Gabe eines Beta-Rezeptorenblockers dar.	**Statement**

Im Kapitel H 10 „Komorbidität" der Langfassung dieser NVL werden außerdem Hinweise zur Versorgung von herzinsuffizienten Patienten mit Depression, Anämie, Kachexie, Gicht und Schlafapnoe gegeben.

11. Multimorbidität und geriatrische Aspekte

Einleitung

Patienten mit Herzinsuffizienz sind meist älter und weisen oft mehrere Begleiterkrankungen auf [67]. Im deutschen INH*-Register (N=1 054) waren 62 % der Patienten in der Altersgruppe 66-85 Jahre und 9,4 % älter als 85 Jahre [58]. Rund 50 % der Patienten in diesem Register hatten mindestens sieben Komorbiditäten.

Empfehlung/Statements	Empfehlungs-grad
11–1 Bei multimorbiden Patienten mit chronischer systolischer Herzinsuffizienz sollen die folgenden Pharmaka unbedingt vermieden werden: • selektive COX-2-Hemmer; • negativ inotrope Kalziumkanalblocker (Diltiazem, Verapamil) bei chronischer systolischer Herzinsuffizienz; • Antiarrhythmika Klasse I und III (Ausnahme Amiodaron); • Trizyklika; • Amphetamine; • Minoxidil; • Metformin und Insulinsensitizer (Glitazone) bei NYHA III-IV; • Mutterkornalkaloide.	⇑⇑⇑

---

* Interdisziplinäres Netzwerk Herzinsuffizienz.

Empfehlung/Statements	Empfehlungs-grad
11-2 Bei multimorbiden Patienten mit chronischer Herzinsuffizienz sollten die Indikationen folgender Pharmaka kritisch gestellt und die langfristige Gabe möglichst vermieden werden: • nichtsteroidale Antirheumatika (NSAR); • Phosphodiesterasehemmer (z. B. Sildenafil), Cilostazol; • Carbamazepin; • Itraconazol; • Corticosteroide; • Alphablocker.	⇑
11-3 Multimorbiden und/oder älteren Patienten mit chronischer Herzinsuffizienz sollten prinzipiell die in dieser Leitlinie empfohlenen Therapiemaßnahmen, insbesondere aber ACE-Hemmer und Beta-Rezeptorenblocker, angeboten werden, jedoch unter besonderer Berücksichtigung der spezifischen Begleiterkrankungen und der möglicherweise eingeschränkten Tolerierung der empfohlenen Pharmaka (Dosisanpassung an reduzierte Nierenfunktion).	⇑
11-4 Bei älteren Patienten mit chronischer Herzinsuffizienz soll insbesondere auf psychische und mentale Komorbiditäten wie kognitive Beeinträchtigungen, Demenz und Depression geachtet werden, weil diese die Therapie, Therapieadhärenz, Verlaufskontrolle und Prognose negativ beeinflussen können.	⇑⇑⇑

Hintergrundinformationen

Bei multimorbiden Herzinsuffizienzpatienten erhöht sich in der Regel die Komplexität des Medikationsregimes beträchtlich. Deshalb muss bei diesen Patienten mit häufigeren Arzneimittelinteraktionen, zusätzlichen Nebenwirkungen und einer geringeren Therapieadhärenz gerechnet werden [30; 58]. Insbesondere Pharmaka, die sich negativ auf die Symptomatik der Herzinsuffizienz auswirken (z. B. durch Senkung der Kontraktilität oder Verursachung von Flüssigkeitsretention), sollten bei Patienten mit chronischer Herzinsuffizienz vermieden werden.

Ältere und multimorbide Patienten sind in den meisten Studien zur chronischen Herzinsuffizienz nicht berücksichtigt [73]. Das durchschnittliche Alter der Patienten in RCTs zur Herzinsuffizienz von 1995-1999 lag bei 64 Jahren [10; 35; 58]. Die grundsätzliche Übertragbarkeit der medikamentösen Therapieempfehlungen auf ältere Patienten wird übereinstimmend von internationalen Leitlinien empfohlen [58]. Bei multimorbiden Patienten sollten von den Pharmaka, die potentiell bei Herzinsuffizienz eingesetzt werden, möglichst ACE-Hemmer bzw. AT1-Rezeptorblocker und Beta-Rezeptorenblocker beibehalten werden, während die Anwendung von Spironolacton abzuwägen ist und auf Digitalis ggf. verzichtet werden kann [2]. Bei älteren Patienten sollte die Dosis von Digoxin reduziert oder Digitoxin bevorzugt werden [74; 75], da die Gefahr einer Digitalis-Toxizität bei älteren Patienten zunimmt [2]. Unklare Verwirrtheitszustände sind bei älteren Patienten oft eine Folge von Volumenmangel unter Flüssigkeitsrestriktion und Diuretika [30] oder einer Hyponatriämie, die häufig durch Diuretika und eine Vielzahl anderer Pharmaka verursacht wird. Bei älteren und multimorbiden Patienten kann sich das Ziel der Therapie auf die Verbesserung der Symptomatik beschränken. Patienten und ihre Betreuenden sollten in jedem Fall in die Diskussion der Therapieziele einbezogen werden [58]. Bei multimorbiden Patienten besteht die Gefahr, dass es aufgrund widersprüchlicher Empfehlungen der betreuenden Fachärzte zu Konfusion, Nichtadhärenz und iatrogen verursachten Exazerbationen kommt [58]. Integrierte Versorgungsansätze und die gemeinschaftliche Festlegung der Therapieziele mit allen behandelnden Ärzten können zur Minimierung dieser Gefahren beitragen [76] (siehe Kapitel Versorgungsmanagement und Nahtstellen).

Für mehr Hintergrundinformationen und Begründungen zu den Empfehlungen siehe die Langfassung dieser NVL auf http://www.versorgungsleitlinien.de/themen/herzinsuffizienz.

12. Palliativversorgung

Einleitung

Die wesentlichen Elemente der Palliativversorgung sind die Linderung von körperlichen und seelischen Beschwerden unter Berücksichtigung von psychosozialen und spirituellen Bedürfnissen und unter konsequenter Einbeziehung des Patienten und seines sozialen Umfeldes. Die palliative Betreuung umfasst weiterhin die Thematisierung und Klärung ethischer und rechtlicher Fragen sowie die Planung der Versorgung (Versorgungsmanagement) [2].

Palliativversorgung hat sich in der gesellschaftlichen Wahrnehmung bisher auf die Versorgung unheilbar Tumorkranker konzentriert [2]. Sie richtet sich jedoch an alle Patienten, die an einer fortschreitenden Erkrankung mit begrenzter Lebenserwartung leiden [30; 77; 78]. Britische und schwedische Analysen deuten darauf hin, dass Patienten mit chronischer Herzinsuffizienz im Endstadium nur unzureichend palliativ versorgt werden [79; 80].

Empfehlung/Statements	Empfehlungs-grad
12–1 Bei Patienten mit chronischer Herzinsuffizienz sollten mögliche Verunsicherungen und Ängste bezüglich eines plötzlichen Todes in allen Stadien der Erkrankung besprochen werden. Dabei sollte auf gezielte Äußerungen oder Nachfragen des Patienten oder seiner Angehörigen sowie auf nonverbale Angstsignale geachtet und eingegangen werden, insbesondere bei Erstdiagnose oder Progredienz der Erkrankung bzw. bei wiederholten Dekompensationen.	⇑
12–2 Mögliche Bedürfnisse von Patienten mit chronischer Herzinsuffizienz und ggf. von deren Angehörigen hinsichtlich einer palliativen Versorgung sollten rechtzeitig im Krankheitsverlauf ermittelt und in regelmäßigen Abständen erneut besprochen werden.	⇑

Empfehlung/Statements	Empfehlungs-grad
12-3 Für Patienten mit chronischer Herzinsuffizienz im Terminalstadium besteht die Möglichkeit, unter Einbeziehung von Ärzten, Pflegekräften und anderen Berufsgruppen mit Erfahrung in Palliativmedizin und den verfügbaren lokalen Ressourcen (z. B. Hospizdienste) behandelt zu werden.	**Statement**

Hintergrundinformationen

Die Diskussion und Regelung der Bedürfnisse und Wünsche des Patienten hinsichtlich einer palliativen Versorgung sollten wegen der Gefahr unerwarteter Dekompensationsperioden und kognitiver Beeinträchtigungen im weiteren Krankheitsverlauf (siehe Kapitel 9 Psychosoziale Aspekte) nicht zu spät erfolgen.

Die regelmäßige Überprüfung der Bedürfnisse der Patienten hinsichtlich ihrer palliativen Versorgung wird empfohlen, weil amerikanische Studien darauf hindeuten, dass sich die Wiederbelebungspräferenzen von Herzinsuffizienzpatienten im Krankheitsverlauf häufig verändern [30; 58; 81]. Bei Patienten, die einen Herzschrittmacher (CRT) und/oder implantierten Defibrillator (ICD) erhalten haben, sollte das Abschalten der Geräte mit dem Patienten und ggf. seinen Angehörigen diskutiert und geregelt werden [2].

In Deutschland ist eine Vielzahl von Leistungsanbietern aus dem ambulanten und stationären Sektor, aber auch private und kirchliche Initiativen in die Palliativversorgung involviert [2]. Eine Linksammlung zu regionalen Versorgungsstrukturen bietet die Deutsche Gesellschaft für Palliativmedizin (http://www.dgpalliativmedizin.de).

Für mehr Hintergrundinformationen und Begründungen zu den Empfehlungen siehe die Langfassung dieser NVL auf http://www.versorgungsleitlinien.de/themen/herzinsuffizienz.

13. Versorgungsmanagement und Nahtstellen

Einleitung

Eine präzise und umfassende Angabe von Überweisungsindikationen ist für Patienten mit Herzinsuffizienz nicht möglich. Stattdessen sollen die dargestellten Empfehlungen eine Orientierung geben, in welchen Situationen Überweisungen zu einem Kardiologen oder anderen Fachdisziplinen angebracht sind [82].

- Bei Erstdiagnostik, um verursachende Erkrankung zu diagnostizieren, die Art und das Ausmaß der Herzinsuffizienz zu bestimmen und ggf. Ansätze für eine kausale Therapie zu identifizieren.
- Regelmäßige fachkardiolog. Verlaufsuntersuchungen – Länge d. Intervalle je nach Schwere d. Erkrankung

Außerdem:
- bei diastolischer Herzinsuffizienz (Herzinsuffizienz bei erhaltener systolischer Funktion);
- bei allen Problemen, die während oder nach Einstellung mit Pharmaka (v. a. Hypotension und Bradykardie) auftreten;
- bei Unsicherheiten hinsichtlich Therapiemöglichkeiten (z. B. Gabe von Beta-Rezeptorenblockern);
- bei Problemen mit Vorhofrhythmusstörungen, insbesondere Tachykardien;
- zur Prüfung weiterer Therapieoptionen bei persistierender Sympt. (auch bzgl. Angina-pectoris-Sympt.);
- bei Patienten mit therapierefraktären Symptomen der Herzinsuffizienz;
- bei Indikation zu medikamentöser antiarrhythmischer Therapie oder zur Implantation eines antitachykarden Schrittmachers (CRT-ICD);
- zur Klärung weiterführender interventioneller oder operativer Therapieverfahren;
- bei Indikation zu einer additiven AT1-Rezeptorenblockertherapie zusätzlich zum ACE-Hemmer.

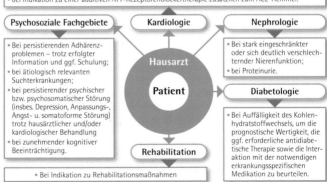

Abb. 9: Übersicht d. Empfehlungen zum Versorgungsmanagement b. chron. Herzinsuffizienz

Empfehlung/Statements	Empfehlungs-grad
13-1 Im Rahmen der Erstdiagnostik einer Herzinsuffizienz soll eine Überweisung zum Kardiologen erfolgen, um die verursachende Erkrankung zu diagnostizieren, die Art und das Ausmaß der Herzinsuffizienz zu bestimmen und ggf. Ansätze für eine kausale Therapie zu identifizieren.	⇑⇑⇑
13-2 Allen Patienten mit chronischer Herzinsuffizienz sollen regelmäßige fachkardiologische Verlaufsuntersuchungen angeboten werden. Dies gilt auch für wenig symptomatische Patienten mit deutlicher kardialer Dysfunktion zur Frage nach Verbesserung oder Verschlechterung unter Therapie. Die Länge der Intervalle soll der Schwere der Erkrankung angepasst werden. Patienten, die nach kardialer Dekompensation aus einer stationären Behandlung entlassen wurden, stellen ein besonderes Risikokollektiv dar und sollen engmaschig kontrolliert werden.	⇑⇑⇑
13-3 Bei Patienten mit chronischer Herzinsuffizienz soll die Kooperation zwischen Hausarzt und Kardiologen außerhalb der Kontrolluntersuchungen bei folgenden Konstellationen angestrebt werden: • bei Vorliegen einer diastolischen Herzinsuffizienz (Herzinsuffizienz bei erhaltener systolischer Funktion) bei allen Problemen, die sich während oder nach Einstellung mit Pharmaka ergeben, dazu zählen insbesondere Hypotension und Bradykardie; • wenn Unsicherheiten hinsichtlich der Umsetzung der Therapieempfehlungen der vorliegenden Leitlinie bestehen (z. B. Gabe von Beta-Rezeptorenblockern); • bei Problemen mit Vorhofrhythmusstörungen, insbesondere Tachykardien; • bei Patienten, die gemäß der vorliegenden Leitlinie behandelt werden und bezüglich der Herzinsuffizienz, aber auch bezüglich evtl. bestehender Angina-pectoris-Symptomatik keine Symptomverbesserung erfahren, zur Prüfung weiterer Therapieoptionen;	⇑⇑⇑

Empfehlung/Statements	Empfehlungs-grad
• bei Patienten mit therapierefraktären Symptomen der Herzinsuffizienz; • bei Patienten mit Indikation zu medikamentöser antiar-rhythmischer Therapie oder zur Implantation eines antita-chykarden Schrittmachersystems (CRT-ICD); • bei Patienten zur Klärung weiterführender interventioneller oder operativer Therapieverfahren; • bei Patienten zur Prüfung einer Indikation zu einer additiven AT1-Rezeptorenblockertherapie zusätzlich zum ACE-Hemmer.	
13-4 Therapieempfehlungen, Informationen und die Länge der Kontrollintervalle sollen zwischen dem betreuenden Hausarzt und beteiligten Fachärzten präzise kommuniziert und gemeinschaftlich abgestimmt werden. Therapieempfehlungen sollen schriftlich und zügig mitgeteilt werden.	⇑⇑⇑
13-5 Bei Patienten mit chronischer Herzinsuffizienz sollte die Ko-operation zwischen Hausarzt/Kardiologen und Nephrologen bei folgenden Konstellationen angestrebt werden: • bei stark eingeschränkter oder sich deutlich verschlechtern-der Nierenfunktion; • bei Proteinurie.	⇑
13-6 Eine Überweisung zu und abgestimmte Mitbehandlung durch Fachärzte bzw. Therapeuten der psychosozialen Fachgebiete* sollte erfolgen bei: • persistierenden Adhärenzproblemen – trotz erfolgter Infor-mation und ggf. Schulung; • ätiologisch relevanter Suchterkrankung;	⇑

---

* Je nach Problemstellung und lokaler Verfügbarkeit kann in den genannten Fällen eine
  Überweisung zum Facharzt für Psychosomatische Medizin und Psychotherapie, zum
  Facharzt mit Zusatzbezeichnung (fachgebundene) Psychotherapie, zum Facharzt für
  Neurologie und Psychiatrie bzw. Psychiatrie und Psychotherapie oder auch zu einem
  psychologischen Psychotherapeuten erfolgen.

Empfehlung/Statements (Fortsetzung 13-6)	Empfehlungs-grad
• trotz hausärztlicher und/oder kardiologischer Behandlung persistierender psychischer bzw. psychosomatischer Störung (insbesondere Depression, Anpassungsstörung, Angststörung und somatoforme Störung); • zunehmender kognitiver Beeinträchtigung. Im Behandlungsverlauf sollte eine enge Abstimmung des psychosozialen Experten mit dem Hausarzt und ggf. Kardiologen des Patienten erfolgen.	⇑
13-7 In Kooperation zwischen Hausarzt, Kardiologen und Rehabilitationsmediziner sollte die Indikation zu Rehabilitationsmaßnahmen geprüft werden.	⇑
13-8 Im Rahmen der Erstdiagnostik einer Herzinsuffizienz soll der Kohlenhydratstoffwechsel (gestörte Nüchternglukose, evtl. gestörte Glukosetoleranz, Diabetes mellitus) untersucht werden. Bei einer Auffälligkeit soll der Patient an einen qualifizierten Facharzt oder einen diabetologisch qualifizierten Arzt oder eine diabetologisch qualifizierte Einrichtung überwiesen werden, um die prognostische Wertigkeit, die ggf. erforderliche antidiabetische Therapie sowie die Interaktion mit der notwendigen erkrankungsspezifischen Medikation zu beurteilen.	⇑⇑⇑
Ausblick Strukturierte Versorgungskonzepte	
13-9 Der Nutzen von strukturierten Versorgungsprogrammen zur Verbesserung der post-stationären Nachsorge bei chronischer Herzinsuffizienz ist nicht klar belegt. RCTs aus anderen Versorgungskontexten sind nicht konsistent und zeigen sowohl positive Effekte hinsichtlich Mortalität und Morbidität als auch keine relevanten Verbesserungen der Versorgung. Erste Daten aus deutschen RCTs zeigen sehr positive Effekte für ein strukturiertes Nachsorgeprogramm. Die Übertragbarkeit	**Statement**

Empfehlung/Statements (Fortsetzung 13-9)	Empfehlungs-grad
internationaler wie nationaler Ergebnisse ist aufgrund der Heterogenität möglicher Versorgungsprogramme und der großen Abhängigkeit von der jeweiligen Versorgungssituation nur eingeschränkt möglich. Spezialisierte Gesundheits- und Krankenpfleger (Nurse practitioners), Telefonmonitoring und Telemonitoring sind mögliche Komponenten strukturierter Nachsorgeprogramme, wobei insbesondere bei Programmen mit Telemonitoringkomponenten aufgrund der unzureichenden Evidenzlage und des höheren Ressourceneinsatzes die Überprüfung des Nutzens im Rahmen von randomisierten kontrollierten Studien sinnvoll ist.	Statement

Hintergrundinformationen

Eine eindeutige und präzise Kommunikation und die gemeinschaftliche Abstimmung zwischen behandelndem (Klinik-) Facharzt und dem zuweisenden Hausarzt hilft dabei, dass die Informationen und Bedenken des Hausarztes (beispielsweise relevante Komorbiditäten, Therapieerfahrungen) vom Facharzt berücksichtigt und Änderungen in der Therapie und Verlaufskontrolle in der hausärztlichen Versorgung mitgetragen und implementiert werden.

Diabetes mellitus ist eine der häufigsten Komorbiditäten und ein relevanter prognostischer Faktor bei Patienten mit chronischer Herzinsuffizienz.

Epidemiologische Daten weisen darauf hin, dass die Mortalität von Herzinsuffizienzpatienten nach Hospitalisationen stark zunimmt [83]. Deshalb wurden für Patienten mit chronischer Herzinsuffizienz in den vergangenen Jahren zahlreiche Versorgungsmodelle entwickelt und im Rahmen randomisierter kontrollierter Studien evaluiert. Die Ziele der Versorgungsmodelle sind die Reduktion des Risikos einer Rehospitalisation nach einem Krankenhausaufenthalt, die Senkung der Mortalität nach Hospitalisierung sowie die Verbesserung der Lebensqualität.

Diese Versorgungsmodelle stellen komplexe Interventionen dar. Sie beinhalten meist Schulungs- und Beratungsangebote zur Stärkung des Selbstmanagements und Selbstmonitorings. Weitere untersuchte Komponenten sind der bessere Zugang zu multidisziplinärer und spezialisierter Betreuung und die intensivierte Kontrolle der Patienten durch Hausbesuche, Telefonmonitoring oder Telemonitoring.

Gegenwärtig wird im Rahmen eines RCTs der Nutzen eines multidisziplinären telefonischen Nachsorgeprogramms im deutschen Versorgungskontext untersucht [22].

Für mehr Hintergrundinformationen und Begründungen zu den Empfehlungen siehe die Langfassung dieser NVL auf *http://www.versorgungsleitlinien.de/themen/herzinsuffizienz*.

14. Qualitätsmanagement und Qualitätsindikatoren

Ärztinnen und Ärzte sind sowohl durch das Berufsrecht als auch durch das Sozialrecht zur Qualitätssicherung und zur fachlichen Fortbildung verpflichtet. Dabei haben sie die in der Berufsordnung festgeschriebenen Grundsätze korrekter ärztlicher Berufsausübung zu berücksichtigen.

Empfehlungen für Qualitätsindikatoren zur chronischen Herzinsuffizienz

Die Nationalen VersorgungsLeitlinien benennen aus Empfehlungen entwickelte Vorschläge für vorläufig methodisch geprüfte Qualitätsindikatoren zu wesentlichen präventiven, diagnostischen und therapeutischen bzw. Nahtstellen betreffenden Maßnahmen. Ziel ist es, durch diese Kennzahlen überprüfen zu können, ob die krankheitsspezifische Versorgung leitliniengerecht erfolgt, bzw. an welchen Punkten sich im Versorgungsprozess Verbesserungspotentiale zeigen.

Bei den folgenden Indikatoren handelt es sich um vorläufig methodisch bewertete Indikatoren, da die Bewertung ohne Datengrundlage durchgeführt wurde. Im Hinblick auf die praktische Anwendung sind weitere Spezifikationen wie der Erfassungszeitraum oder die Angabe der erforderlichen Erhebungsdaten unter Nennung spezifischer Datenfelder erforderlich. Die Indikatoren wurden ohne Benennung eines konkreten Anwendungsbereichs bestimmt. Vor einer breiten Einführung in die Praxis ist eine umfassende Bewertung der Indikatoren nach Durchführung eines Pilottests zur Validierung erforderlich.

Für mehr Hintergrundinformationen zu den Qualitätsindikatoren siehe die Langfassung dieser NVL auf *http://www.versorgungsleitlinien.de/themen/herzinsuffizienz.*

Tabelle 2: Vorschläge für Qualitätsindikatoren für die Versorgung von Patienten mit chronischer Herzinsuffizienz

Indikator	Abgeleitet von	Spezifikationen in dieser Leitlinie
Diagnostik		
1. EKG *Zähler:* Anzahl der Patienten mit EKG (12 Ableitungen) bei Verdachtsdiagnose. *Nenner:* alle Patienten mit Verdachtsdiagnose Herzinsuffizienz.	• Empfehlung 3-6 • Ziel 1 und 4	• Symptomatik: siehe Kapitel H 3 • Akteur: behandelnder Arzt (Hausarzt oder Kardiologe)
2. Echokardiographie *Zähler:* Anzahl der Patienten mit zweidimensionaler transthorakaler Echokardiographie und Dopplerflowmessung mit Beurteilung der linksventrikulären Funktion. *Nenner:* alle Patienten mit der Verdachtsdiagnose Herzinsuffizienz.	• Empfehlung 3-8 • Ziel 3 und 4	• Aspekte der Echokardiographie: siehe Empfehlung 3-9 • Akteur: behandelnder Arzt (ggf. überprüfen: wurde überwiesen, liegt Befund vor?)
Allgemeine Behandlungsstrategie		
3. *Zähler:* Dokumentation über Beratung zu körperlicher Aktivität. *Nenner:* Alle geeigneten Patienten (Risikogruppen sind zu spezifizieren und auszuschließen) mit Herzinsuffizienz und NYHA I-III.	• Empfehlung 5-4 • Ziel 7	• genauer Trainingsplan (Umfang/Watt) genannt • Akteur: behandelnder Arzt
4. *Zähler:* Anzahl der Patienten mit dokumentierter Beratung zur Gewichtsmessung und Information über die Notwendigkeit, bei kurzfristigem Gewichtsanstieg den Arzt zu informieren. *Nenner:* alle symptomatische Patienten mit Herzinsuffizienz.	• Empfehlung 5-11 • Ziel 6	• Akteur: behandelnder Arzt

Indikator	Abgeleitet von	Spezifikationen in dieser Leitlinie
Therapie		
5. ACE-Hemmer *Zähler:* Anzahl der Patienten mit ACE-Hemmern. *Nenner:* alle symptomatischen Patienten sowie alle asymptomatischen Patienten mit nachgewiesener EF < 35 % und fehlenden Kontraindikationen für ACE-Hemmer.	• Empfehlung 6-5 • Ziele 5, 8 und 13	• Symptomatik: siehe Kapitel H 3 • Kontraindikationen: siehe Anhang 1 • Akteur: behandelnder Arzt
6. Beta-Rezeptorenblocker *Zähler:* Anzahl der Patienten mit Betarezeptorenblocker. *Nenner:* alle Patienten mit NYHA II-IV ohne Kontraindikationen.	• Empfehlung 6-8 • Ziele 5, 8 und 13	• Kontraindikationen: siehe Anhang 3 • Akteur: behandelnder Arzt
Apparative Therapie		
7. Kardiale Resynchronisation *Zähler:* Anzahl von Patienten mit kardialer Resynchronisation durch biventrikuläre Stimulation. *Nenner:* alle Patienten mit NYHA III/IV mit Ejektionsfraktion < 35%, linksventrikulärer Dilatation, Sinusrhythmus, optimaler leitlinien-gerechter medikamentöser Therapie und QRS > 120 ms.	• Empfehlung 6-21 • Ziel 13	• optimale medikamentöse Therapie: siehe Kapitel 6 • Akteur: Kardiologe
Verlaufkontrolle		
8. *Zähler:* Anzahl von Patienten mit Serumelektrolyten und Nierenfunktionsbestimmung mindestes alle 6 Monate. *Nenner:* Patienten mit Herzinsuffizienz mit unveränderter Medikation und unveränderter NYHA-Klassifikation im Zeitraum.	• Empfehlung 7-2 • Ziel 1	• Medikation: siehe Kapitel 6 • Akteur: behandelnder Arzt

Indikator	Abgeleitet von	Spezifikationen in dieser Leitlinie
Versorgungsmanagement und Nahtstellen		
9. *Zähler:* Anzahl von Patienten mit Überweisung zum Kardiologen. *Nenner:* alle Patienten mit Verdachtsdiagnose Herzinsuffizienz.	• Empfehlung 13-1 • Ziel 4	• Verdachtsdiagnose wurde nicht von einem Kardiologen oder einer kardiologischen Abteilung gestellt. • Akteur: behandelnder Arzt

Zu den folgenden starken Empfehlungen wird die Entwicklung von Qualitätsindikatoren voraussichtlich bei der nächsten Aktualisierung erfolgen:

• Anamese bezüglich Depression – abgeleitet aus den Empfehlungen 9-2, 9-3, 9-4 und 11-4
• Untersuchung des Kohlenhydratstoffwechsels im Rahmen der Erstdiagnostik – Empfehlung 13-5

Anhang 1: Evidenz- und Empfehlungsgrade

In der vorliegenden NVL wurde auf eine explizite Darstellung der Evidenzklassifikation der zugrunde liegenden Literatur aufgrund der Heterogenität der in den Quell-Leitlinien verwendeten Klassifikationssysteme verzichtet.

Die in der vorliegenden NVL verwendeten Empfehlungsgrade orientieren sich, wie im aktuellen Methoden-Report zum Programm für Nationale VersorgungsLeitlinien beschrieben [84], an der Einteilung nach GRADE [85; 86].

Tabelle 3: Einstufung von Leitlinien-Empfehlungen in Empfehlungsgrade (Grades of Recommendation)

Empfehlungsgrad	Beschreibung	Formulierung	Symbol
A	Starke Empfehlung	soll	⇑⇑⇑
B	Empfehlung	sollte	⇑
0	Offen	kann	⇔

Die Vergabe der Empfehlungsgrade berücksichtigt dabei neben der zugrunde liegenden Evidenz z. B. ethische Verpflichtungen, klinische Relevanz der Effektivitätsmaße der Studien, Anwendbarkeit der Studienergebnisse auf die Patientenzielgruppe und die Umsetzbarkeit im ärztlichen Alltag [87]. Die NVL-Methodik sieht die Vergabe von Empfehlungsgraden durch die Leitlinien-Autoren im Rahmen eines formalen Konsensusverfahrens vor.

Dementsprechend wurde ein Nominaler Gruppenprozess [88-90], moderiert von Frau Prof. Dr. med Kopp (AWMF), am 30./31. Oktober 2008 durchgeführt. An diesem Prozess nahmen die benannten Vertreter der an der Erstellung beteiligten Fachgesellschaften und Organisationen teil. Jeder Fachgesellschaft und Organisation stand im Abstimmungsverfahren jeweils eine Stimme zur Verfügung. Waren mehrere Vertreter einer Fachgesellschaft oder Organisation anwesend, war der Leitlinien-Autor stimmberechtigt, der sich nach eigenem Ermessen mit seinen Vertretern intern besprechen und vorabstimmen konnte.

Der Ablauf erfolgte in sechs Schritten:

- stille Durchsicht des Leitlinien-Manuskripts und
- Gelegenheit zu Notizen zu den Schlüsselempfehlungen und der vorgeschlagenen Graduierung;
- Registrierung der Stellungnahmen und Alternativvorschläge zu allen Empfehlungen im Einzelumlaufverfahren durch die Moderatorin, dabei Rednerbeiträge nur zur Klarstellung;
- Vorherabstimmung aller Empfehlungsgrade und der genannten Alternativen;
- Diskussion der Punkte, für die im ersten Durchgang kein „starker Konsens" erzielt werden konnte;
- endgültige Abstimmung.

Die Empfehlungen wurden überwiegend im „starken Konsens" (mit einer Zustimmung von mehr als 90 %) verabschiedet. Das Ergebnisprotokoll der Sitzung kann unter nvl@azq.de angefordert werden.

Im vorliegenden Text wurde bei der Angabe von Personenbezeichnungen jeweils die männliche Form angewandt. Dies erfolgte ausschließlich zur Verbesserung der Lesbarkeit.

Anhang 2: Verantwortliche für die Leitlinie

AUTOREN

Prof. Dr. med. Georg Ertl
Deutsche Gesellschaft für Innere Medizin (DGIM)

Prof. Dr. med. Roland Hardt
Deutsche Gesellschaft für Geriatrie (DGG)

Prof. Dr. med. Christoph Herrmann-Lingen
Deutsches Kollegium für Psychosomatische Medizin (DKPM)

Prof. Dr. med. Uta C. Hoppe
Deutsche Gesellschaft für Kardiologie - Herz- und Kreislaufforschung (DGK)

PD. Dr. med. Eckart Miche
Deutsche Gesellschaft für Rehabilitationswissenschaften (DGRW)

Prof. Dr. med. Klaus Mörike
Arzneimittelkommission der deutschen Ärzteschaft (AkdÄ)

Prof. Dr. med. Gerhard Anton Müller
Gesellschaft für Nephrologie (GfN)

Dr. med. Christiane Muth, MPH
Deutsche Gesellschaft für Allgemeinmedizin und Familienmedizin (DEGAM)

Prof. Dr. med. Martin Scherer
Deutsche Gesellschaft für Allgemeinmedizin und Familienmedizin (DEGAM)

Dr. rer. soc. Ingrid Schubert
PMV forschungsgruppe (PMV)

Prof. Dr. med. Bernhard Schwaab
Deutsche Gesellschaft für Prävention und Rehabilitation von Herz-Kreislauferkrankungen (DGPR)

PD Dr. med. Jürgen Sindermann
Deutsche Gesellschaft für Thorax-, Herz- und Gefäßchirurgie (DGTHG)

PD Dr. med. Stefan Störk, PhD
Deutsche Gesellschaft für Innere Medizin (DGIM)
Prof. Dr. med. Dr. h. c. Diethelm Tschöpe
Deutsche Diabetes Gesellschaft (DDG)
Dr. phil. Karl-Gustav Werner (Patientenvertreter)
Gesundheits-Initiative (HFI)

BETEILIGTE

Prof. Dr. med. Ina Kopp
Moderation – Arbeitsgemeinschaft der Wissenschaftlichen Medizinischen
Fachgesellschaften (AWMF)
Dr. med. Susanne Weinbrenner, MPH; Dipl.-Soz.Wiss. Thomas Langer, Dr. med. Monika Nothacker, MPH
Redaktion – Ärztliches Zentrum für Qualität in der Medizin (ÄZQ)
Prof. Dr. rer. nat. Dr. med. Günter Ollenschläger
Leitung des Programms für Nationale VersorgungsLeitlinien
Ärztliches Zentrum für Qualität in der Medizin (ÄZQ)

Literatur

1. Hoppe UC, Erdmann E. Leitlinien zur Therapie der chronischen Herzinsuffizienz. Herausgegeben vom Vorstand der Deutschen Gesellschaft fur Kardiologie-Herz- und Kreislaufforschung. Bearbeitet im Auftrag der Kommission fur Klinische Kardiologie in Zusammenarbeit mit der Arzeimittelkommission der Deutschen Ärzteschaft. Z Kardiol 2001;90(3):218-37. http://www.ncbi.nlm.nih.gov/pubmed/11315582

2. Muth C, Gensichen J, Butzlaff M. DEGAM Leitlinie Nr. 9, Herzinsuffizienz. Düsseldorf: Omikron Publ.; 2006. (DEGAM-Leitlinie; 9).

3. Jackson G, Gibbs CR, Davies MK, Lip GY. ABC of heart failure. Pathophysiology. BMJ 2000;320(7228):167-70. http://www.ncbi.nlm.nih.gov/pubmed/10634740

4. de SG, Galderisi M. Quantitation of left ventricular mass and function: balancing evidence with dreams. Ital Heart J 2002;3(10):562-70. http://www.ncbi.nlm.nih.gov/pubmed/12478813

5. McGowan JH, Cleland JG. Reliability of reporting left ventricular systolic function by echocardiography: a systematic review of 3 methods. Am Heart J 2003;146(3):388-97. http://www.ncbi.nlm.nih.gov/pubmed/12947354

6. Bassand JP, Hamm CW, Ardissino D, Boersma E, Budaj A, Fernandez-Aviles F, Fox KA, Hasdai D, Ohman EM, Wallentin L, Wijns W. Guidelines for the diagnosis and treatment of non-ST-segment elevation acute coronary syndromes. Eur Heart J 2007;28(13):1598-660. http://www.ncbi.nlm.nih.gov/pubmed/17569677

7. Hamm CW. Akutes Koronarsyndrom (ACS) Teil 2: Akutes Koronarsyndrom mit ST-Hebung. Z Kardiol 2004;93(4):324-41. http://www.ncbi.nlm.nih.gov/pubmed/15085379

8. Hoppe UC, Bohm M, Dietz R, Hanrath P, Kroemer HK, Osterspey A, Schmaltz AA, Erdmann E. Leitlinien zur Therapie der chronischen

Herzinsuffizienz. Z Kardiol 2005;94(8):488-509. http://www.ncbi.nlm.nih.gov/pubmed/16049651

9. Brozena SC, Jessup M. The new staging system for heart failure. What every primary care physician should know. Geriatrics 2003;58(6):31-6. http://www.ncbi.nlm.nih.gov/pubmed/12813870

10. Hunt SA, Abraham WT, Chin MH, Feldman AM, Francis GS, Ganiats TG, Jessup M, Konstam MA, Mancini DM, Michl K, Oates JA, Rahko PS, Silver MA, Stevenson LW, Yancy CW, Antman EM, Smith SC, Jr., Adams CD, Anderson JL, Faxon DP, Fuster V, Halperin JL, Hiratzka LF, Jacobs AK, Nishimura R, Ornato JP, Page RL, Riegel B. ACC/AHA 2005 Guideline Update for the Diagnosis and Management of Chronic Heart Failure in the Adult: a report of the American College of Cardiology/American Heart Association Task Force on Practice Guidelines (Writing Committee to Update the 2001 Guidelines for the Evaluation and Management of Heart Failure): developed in collaboration with the American College of Chest Physicians and the International Society for Heart and Lung Transplantation: endorsed by the Heart Rhythm Society. Circulation 2005;112(12):e154-e235. http://www.ncbi.nlm.nih.gov/pubmed/16160202

11. McMurray JJ, Stewart S. Epidemiology, aetiology, and prognosis of heart failure. Heart 2000;83(5):596-602. http://www.ncbi.nlm.nih.gov/pubmed/10768918

12. Hense HW. Fact Sheet Herzinsuffizienz. 2008 [cited: 2012 Mär 12]. Available from: http://www.knhi.de/Kompetenznetz/Publikationen/2008/KNHI-FactSheet200807.pdf

13. Roger VL, Weston SA, Redfield MM, Hellermann-Homan JP, Killian J, Yawn BP, Jacobsen SJ. Trends in heart failure incidence and survival in a community-based population. JAMA 2004;292(3):344-50. http://www.ncbi.nlm.nih.gov/pubmed/15265849

14. Bursi F, Weston SA, Redfield MM, Jacobsen SJ, Pakhomov S, Nkomo VT, Meverden RA, Roger VL. Systolic and diastolic heart failure in the community. JAMA 2006;296(18):2209-16. http://www.ncbi.nlm.nih.gov/pubmed/17090767

15. Störk S, Angermann CE. Das Interdisziplinäre Netzwerk Herzinsuffizienz. Versorgungsforschung und Krankheitsmanagement. 2007 [cited: 2012 Mär 12]. Available from: http://wido.de/fileadmin/wido/downloads/pdf_ggw/wido_ggw_aufs2neu_0107.pdf

16. Neumann T, Biermann J, Erbel R, Neumann A, Wasem J, Ertl G, Dietz R. Heart failure: the commonest reason for hospital admission in Germany: medical and economic perspectives. Dtsch Arztebl Int 2009;106(16):269-75. http://www.ncbi.nlm.nih.gov/pubmed/19547628

17. Stewart S, MacIntyre K, Capewell S, McMurray JJ. Heart failure and the aging population: an increasing burden in the 21st century? Heart 2003;89(1):49-53. http://www.ncbi.nlm.nih.gov/pubmed/12482791

18. Angermann CE. Comorbidities in Heart Failure: A Key Issue. Eur J Heart Fail 2009;8(Suppl 1):i5-i10.

19. Kostis JB, Davis BR, Cutler J, Grimm RH, Jr., Berge KG, Cohen JD, Lacy CR, Perry HM, Jr., Blaufox MD, Wassertheil-Smoller S, Black HR, Schron E, Berkson DM, Curb JD, Smith WM, McDonald R, Applegate WB. Prevention of heart failure by antihypertensive drug treatment in older persons with isolated systolic hypertension. SHEP Cooperative Research Group. JAMA 1997;278(3):212-6. http://www.ncbi.nlm.nih.gov/pubmed/9218667

20. Leitliniengruppe Hessen. Chronische Herzinsuffizienz. Therapie der chronischen Herzinsuffizienz. Hausärztliche Leitlinie. Köln: PMV forschungsgruppe; 2006. Available from: http://www.pmvforschungsgruppe.de/pdf/03_publikationen/herzinsuffizienz_ll.pdf

21. Arnold JM, Howlett JG, Dorian P, Ducharme A, Giannetti N, Haddad H, Heckman GA, Ignaszewski A, Isaac D, Jong P, Liu P, Mann E, McKelvie RS, Moe GW, Parker JD, Svendsen AM, Tsuyuki RT, O'Halloran K, Ross HJ, Rao V, Sequeira EJ, White M. Canadian Cardiovascular Society Consensus Conference recommendations on heart failure update 2007: Prevention, management during intercurrent illness or acute decompensation, and use of biomarkers. Can J Cardiol 2007;23(1):21-45. http://www.ncbi.nlm.nih.gov/pubmed/17245481

22. Baker DW. Prevention of heart failure. J Card Fail 2002;8(5):333-46. http://www.ncbi.nlm.nih.gov/pubmed/12411985

23. Vasan RS, Benjamin EJ, Larson MG, Leip EP, Wang TJ, Wilson PW, Levy D. Plasma natriuretic peptides for community screening for left ventricular hypertrophy and systolic dysfunction: the Framingham heart study. JAMA 2002;288(10):1252-9. http://www.ncbi.nlm.nih.gov/pubmed/12215132

24. Heidenreich PA, Gubens MA, Fonarow GC, Konstam MA, Stevenson LW, Shekelle PG. Cost-effectiveness of screening with B-type natriuretic peptide to identify patients with reduced left ventricular ejection fraction. Journal of the American College of Cardiology 2004;43(6):1019-26. http://www.ncbi.nlm.nih.gov/pubmed/15028361

25. Latour-Perez J, Coves-Orts FJ, Abad-Terrado C, Abraira V, Zamora J. Accuracy of B-type natriuretic peptide levels in the diagnosis of left ventricular dysfunction and heart failure: a systematic review. Eur J Heart Fail 2006;8(4):390-9. http://www.ncbi.nlm.nih.gov/pubmed/16305826

26. Redfield MM, Rodeheffer RJ, Jacobsen SJ, Mahoney DW, Bailey KR, Burnett JC, Jr. Plasma brain natriuretic peptide concentration: impact of age and gender. Journal of the American College of Cardiology 2002;40(5):976-82. http://www.ncbi.nlm.nih.gov/pubmed/12225726

27. Das SR, Drazner MH, Dries DL, Vega GL, Stanek HG, Abdullah SM, Canham RM, Chung AK, Leonard D, Wians FH, Jr., de Lemos JA. Impact of body mass and body composition on circulating levels of natriuretic peptides: results from the Dallas Heart Study. Circulation 2005;112(14):2163-8. http://www.ncbi.nlm.nih.gov/pubmed/16203929

28. Redfield MM, Rodeheffer RJ, Jacobsen SJ, Mahoney DW, Bailey KR, Burnett JC, Jr. Plasma brain natriuretic peptide to detect preclinical ventricular systolic or diastolic dysfunction: a community-based study. Circulation 2004;109(25):3176-81. http://www.ncbi.nlm.nih.gov/pubmed/15184280

29. Angermann C, Hoyer C, Ertl G. Abklärung von Luftnot. Clin Res Cardiol 2006;95 Suppl 4:57-70. http://www.ncbi.nlm.nih.gov/pubmed/16598607

30. Scottish Intercollegiate Guidelines Network (SIGN). Management of chronic heart failure. Edinburgh: SIGN; 2007. (SIGN Publications; 95). Available from: http://www.sign.ac.uk/guidelines/fulltext/95/index.html

31. Nagel E, Bauer W, Sechtem U, Schulz-Menger J, Silber S, Voigtländer T, Moshage W, Kramer HH, Ertl G, Fleck E. Klinische Indikationen für die kardiovaskuläre Magnetresonanztomographie (CMR). Clin Res Cardiol Suppl 2007;2:77-96.

32. Statistisches Bundesamt. Herzinsuffizienz häufigster Grund für einen Krankenhausaufenthalt in 2006. 2008 [cited: 2012 Mär 12]. Available from: http://www.destatis.de/jetspeed/portal/cms/Sites/destatis/Internet/DE/Presse/pm/2008/03/PD08__095__231

33. Yancy CW, Lopatin M, Stevenson LW, de Marco T, Fonarow GC. Clinical presentation, management, and in-hospital outcomes of patients admitted with acute decompensated heart failure with preserved systolic function: a report from the Acute Decompensated Heart Failure National Registry (ADHERE) Database. Journal of the American College of Cardiology 2006;47(1):76-84. http://www.ncbi.nlm.nih.gov/pubmed/16386668

34. Allen LA, O'Connor CM. Management of acute decompensated heart failure. CMAJ 2007;176(6):797-805. http://www.ncbi.nlm.nih.gov/pubmed/17353535

35. Heart Failure Society Of America. HFSA 2006 Comprehensive Heart Failure Practice Guideline. J Card Fail 2006;12(1):e1-e2. http://www.ncbi.nlm.nih.gov/pubmed/16500560

36. Nieminen MS, Bohm M, Cowie MR, Drexler H, Filippatos GS, Jondeau G, Hasin Y, Lopez-Sendon J, Mebazaa A, Metra M, Rhodes A, Swedberg K, Priori SG, Garcia MA, Blanc JJ, Budaj A, Cowie MR, Dean V, Deckers J, Burgos EF, Lekakis J, Lindahl B, Mazzotta G, Morais J, Oto A, Smiseth OA, Garcia MA, Dickstein K, Albuquerque A, Conthe P,

Crespo-Leiro M, Ferrari R, Follath F, Gavazzi A, Janssens U, Komajda M, Morais J, Moreno R, Singer M, Singh S, Tendera M, Thygesen K. Executive summary of the guidelines on the diagnosis and treatment of acute heart failure: the Task Force on Acute Heart Failure of the European Society of Cardiology. Eur Heart J 2005;26(4):384-416. http://www.ncbi.nlm.nih.gov/pubmed/15681577

37. Dickstein K, Cohen-Solal A, Filippatos G, McMurray JJ, Ponikowski P, Poole-Wilson PA, Stromberg A, van Veldhuisen DJ, Atar D, Hoes AW, Keren A, Mebazaa A, Nieminen M, Priori SG, Swedberg K, Vahanian A, Camm J, De CR, Dean V, Dickstein K, Filippatos G, Funck-Brentano C, Hellemans I, Kristensen SD, McGregor K, Sechtem U, Silber S, Tendera M, Widimsky P, Zamorano JL. ESC Guidelines for the diagnosis and treatment of acute and chronic heart failure 2008: the Task Force for the Diagnosis and Treatment of Acute and Chronic Heart Failure 2008 of the European Society of Cardiology. Developed in collaboration with the Heart Failure Association of the ESC (HFA) and endorsed by the European Society of Intensive Care Medicine (ESICM). Eur Heart J 2008;29(19):2388-442. http://www.ncbi.nlm. nih.gov/pubmed/18799522

38. Evangelista LS, Miller PS. Overweight and obesity in the context of heart failure: implications for practice and future research. J Cardiovasc Nurs 2006;21(1):27-33. http://www.ncbi.nlm.nih.gov/pubmed/16407734

39. Scherer M, Koschack J, Chenot JF, Sobek C, Wetzel D, Kochen MM. Umsetzung von Allgemeinmassnahmen bei Herzinsuffizienz. Dtsch Med Wochenschr 2006;131(13):667-71. http://www.ncbi.nlm.nih. gov/pubmed/16555172

40. Ertl G, Angermann CE. Therapie der chronischen Linksherzinsuffizienz. Internist (Berl) 2007;48(1):59-68. http://www.ncbi.nlm.nih.gov/pubmed/17171382

41. Large S. Surgery for heart failure. Heart 2007;93(3):392-402. http://www.ncbi.nlm.nih.gov/pubmed/17322524

42. National Collaborating Centre for Chronic Conditions (NCC-CC), National Institute for Clinical Excellence (NICE). Chronic heart failure. Management of chronic heart failure in adults in primary and secondary care. Clinical guideline No. 5. 2003 [cited: 2008 Nov 10]. Available from: http://www.nice.org.uk/nicemedia/pdf/CG5NICEguideline.pdf

43. Willenheimer R, van Veldhuisen DJ, Silke B, Erdmann E, Follath F, Krum H, Ponikowski P, Skene A, van de Ven L, Verkenne P, Lechat P. Effect on survival and hospitalization of initiating treatment for chronic heart failure with bisoprolol followed by enalapril, as compared with the opposite sequence: results of the randomized Cardiac Insufficiency Bisoprolol Study (CIBIS) III. Circulation 2005;112(16):2426-35. http://www.ncbi.nlm.nih.gov/pubmed/16143696

44. Birnie DH, Tang AS. The problem of non-response to cardiac resynchronization therapy. Curr Opin Cardiol 2006;21(1):20-6. http://www.ncbi.nlm.nih.gov/pubmed/16355025

45. Jung W, Andresen D, Block M, Bocker D, Hohnloser SH, Kuck KH, Sperzel J. Leitlinien zur Implantation von Defibrillatoren. Clin Res Cardiol 2006;95(12):696-708. http://www.ncbi.nlm.nih.gov/pubmed/17103126

46. Ladwig KH, Lederbogen F, Voller H, Herrmann-Lingen C, Jordan J, Köllner V, Jünger J, Lange H, Fritzsche K, Albus C. Positionspapier zur Bedeutung von psychosozialen Faktoren in der Kardiologie. Kardiologe 2008;2(4):274-87.

47. LaRosa JC. Poor compliance: the hidden risk factor. Curr Atheroscler Rep 2000;2(1):1-4. http://www.ncbi.nlm.nih.gov/pubmed/11122718

48. Michalsen A, König G, Thimme W. Preventable causative factors leading to hospital admission with decompensated heart failure. Heart 1998;80(5):437-41. http://www.ncbi.nlm.nih.gov/pubmed/9930040

49. Miche E, Herrmann G, Wirtz U, Laki H, Barth M, Radzewitz A. Effects of education, self-care instruction and physical exercise on patients with chronic heart failure. Z Kardiol 2003;92(12):985-93. http://www.ncbi.nlm.nih.gov/pubmed/14663608

50. Fletcher GF, Balady GJ, Amsterdam EA, Chaitman B, Eckel R, Fleg J, Froelicher VF, Leon AS, Pina IL, Rodney R, Simons-Morton DA, Williams MA, Bazzarre T. Exercise standards for testing and training: a statement for healthcare professionals from the American Heart Association. Circulation 2001;104(14):1694-740. http://www.ncbi.nlm.nih.gov/pubmed/11581152

51. Jünger J, Schellberg D, Müller-Tasch T, Raupp G, Zugck C, Haunstetter A, Zipfel S, Herzog W, Haass M. Depression increasingly predicts mortality in the course of congestive heart failure. Eur J Heart Fail 2005;7(2):261-7. http://www.ncbi.nlm.nih.gov/pubmed/15701476

52. Scherer M, Stanske B, Wetzel D, Koschack J, Kochen MM, Herrmann-Lingen C. Die krankenhausspezifische Lebensqualität von hausärztlichen Patienten mit Herzinsuffizienz. Z Arztl Fortbild Qualitatssich 2007;101(3):185-90. http://www.ncbi.nlm.nih.gov/pubmed/17608037

53. Rutledge T, Reis VA, Linke SE, Greenberg BH, Mills PJ. Depression in heart failure a meta-analytic review of prevalence, intervention effects, and associations with clinical outcomes. Journal of the American College of Cardiology 2006;48(8):1527-37. http://www.ncbi.nlm.nih.gov/pubmed/17045884

54. Scherer M, Stanske B, Wetzel D, Koschack J, Kochen MM, Herrmann-Lingen C. Psychische Kosymptomatik vonhausärztlichen Patientenmit Herzinsuffizienz. Herz 2006;31(4):347-54. http://www.ncbi.nlm.nih.gov/pubmed/16810475

55. Herrmann-Lingen C. Herzinsuffizienz und Herztransplantation. In: Herrmann-Lingen C, Albus C, Titscher G, editors. Psychokardiologie - Ein Praxisleitfaden für Ärzte und Psychologen. Köln: Dt. Ärzte-Verl.; 2008. p. 160-76

56. Follath F. Beta-blockade today: the gap between evidence and practice. Eur Heart J Suppl 2006;(8):C28-C34.

57. Scherer M, Himmel W, Stanske B, Scherer F, Koschack J, Kochen MM, Herrmann-Lingen C. Psychological distress in primary care patients with heart failure: A longitudinal study. Br J Gen Pract 2007.

58. Arnold JM, Liu P, Demers C, Dorian P, Giannetti N, Haddad H, Heckman GA, Howlett JG, Ignaszewski A, Johnstone DE, Jong P, McKelvie RS, Moe GW, Parker JD, Rao V, Ross HJ, Sequeira EJ, Svendsen AM, Teo K, Tsuyuki RT, White M. Canadian Cardiovascular Society consensus conference recommendations on heart failure 2006: diagnosis and management. Can J Cardiol 2006;22(1):23-45. http://www.ncbi.nlm.nih.gov/pubmed/16450016

59. Joynt KE, Whellan DJ, O'Connor CM. Why is depression bad for the failing heart? A review of the mechanistic relationship between depression and heart failure. J Card Fail 2004;10(3):258-71. http://www.ncbi.nlm.nih.gov/pubmed/15190537

60. Herrmann-Lingen C, Pieske B. Natriuretic peptides or psychometric tests? Prognostic markers in congestive heart failure. Heart 2008;94(5):545-6. http://www.ncbi.nlm.nih.gov/pubmed/18411346

61. Beck AT, Steer RA, Carbin MG. Psychometric properties of the Beck Depression Inventory: Twenty-five years of evaluation. Clin Psychol Rev 1988;8(1):77-100. http://www.sciencedirect.com/science/article/B6VB8-460Y1F6-1D/2/f8323a99f46255aa4b971abb50c2e2ae

62. Herrmann C, Buss U, Snaith RP. Hospital Anxiety and Depression Scale - Deutsche Version (HADS-D). Manual. Bern: Huber; 1995.

63. Whooley MA, Simon GE. Managing depression in medical outpatients. N Engl J Med 2000;343(26):1942-50. http://www.ncbi.nlm.nih.gov/pubmed/11136266

64. Albus C, Jordan J, Herrmann-Lingen C. Screening for psychosocial risk factors in patients with coronary heart disease-recommendations for clinical practice. Eur J Cardiovasc Prev Rehabil 2004;11(1):75-9. http://www.ncbi.nlm.nih.gov/pubmed/15167210

65. Lichtman JH, Bigger JT, Jr., Blumenthal JA, Frasure-Smith N, Kaufmann PG, Lesperance F, Mark DB, Sheps DS, Taylor CB, Froelicher ES. Depression and coronary heart disease: recommendations for screening, referral, and treatment: a science advisory from the American Heart Association Prevention Committee of the Council on Cardiovascular Nursing, Council on Clinical Cardiology, Council on Epidemiology and Prevention, and Interdisciplinary Council on Quality of Care and Outcomes Research: endorsed by the American Psychiatric Association. Circulation 2008;118(17):1768-75. http://www.ncbi.nlm.nih.gov/pubmed/18824640

66. DiMatteo MR, Lepper HS, Croghan TW. Depression is a risk factor for noncompliance with medical treatment: meta-analysis of the effects of anxiety and depression on patient adherence. Arch Intern Med 2000;160(14):2101-7. http://www.ncbi.nlm.nih.gov/pubmed/10904452

67. Zentgraf C. Zum Stand der Versorgungssituation der chronischen Herzinsuffizienz. Eine prospektive Analyse an 1054 konsekutiv rekrutierten Patienten am Interdisziplinären Herzinsuffizienzregister Würzburg. Dissertation zu Erlangung der Doktorwürde der Medizinischen Fakultät der Bayerischen Julius-Maximilians-Universität zu Würzburg. Würzburg: Med. Fakultät der Bayerischen Julius-Maximilians-Universität; 2007.

68. Braunstein JB, Anderson GF, Gerstenblith G, Weller W, Niefeld M, Herbert R, Wu AW. Noncardiac comorbidity increases preventable hospitalizations and mortality among Medicare beneficiaries with chronic heart failure. Journal of the American College of Cardiology 2003;42(7):1226-33. http://www.ncbi.nlm.nih.gov/pubmed/14522486

69. Hobbs FD, Kenkre JE, Roalfe AK, Davis RC, Hare R, Davies MK. Impact of heart failure and left ventricular systolic dysfunction on quality of life: a cross-sectional study comparing common chronic cardiac and medical disorders and a representative adult population. Eur Heart J 2002;23(23):1867-76. http://www.ncbi.nlm.nih.gov/pubmed/12445536

70. Jong P, Vowinckel E, Liu PP, Gong Y, Tu JV. Prognosis and determinants of survival in patients newly hospitalized for heart failure: a population-based study. Arch Intern Med 2002;162(15):1689-94. http://www.ncbi.nlm.nih.gov/pubmed/12153371

71. Mosterd A, Hoes AW. Clinical epidemiology of heart failure. Heart 2007;93(9):1137-46. http://www.ncbi.nlm.nih.gov/pubmed/17699180

72. Störk S, Hense HW, Zentgraf C, Uebelacker I, Jahns R, Ertl G, Angermann CE. Pharmacotherapy according to treatment guidelines is associated with lower mortality in a community-based sample of patients with chronic heart failure. A prospective cohort study. Eur J Heart Fail 2008;10(12):1236-45. http://www.ncbi.nlm.nih.gov/pubmed/18996739

73. Heiat A, Gross CP, Krumholz HM. Representation of the elderly, women, and minorities in heart failure clinical trials. Arch Intern Med 2002;162(15):1682-8. http://www.ncbi.nlm.nih.gov/pubmed/12153370

74. Miura T, Kojima R, Sugiura Y, Mizutani M, Takatsu F, Suzuki Y. Effect of aging on the incidence of digoxin toxicity. Ann Pharmacother 2000;34(4):427-32. http://www.ncbi.nlm.nih.gov/pubmed/10772425

75. Institute for Clinical Systems Improvement (ICSI). Health Care Guideline: Heart Failure in Adults. 10th ed. Bloomington: ICSI; 2007.

76. Buser K, Amelung V, Brandes I, Janus K, Schneider N, Schwartz FW. Palliativversorgung in Niedersachsen. Bestandsaufnahme und Empfehlungen zur Weiterentwicklung. Gutachten im Auftrag des Niedersächsischen Ministeriums für Soziales, Frauen, Familie und Gesundheit, der Verbände der gesetzlichen Krankenkassen in Niedersachsen sowie der Kassenärztlichen Vereinigung Niedersachsen. Endversion vom Oktober 2004. 2004 [cited: 2012 Mär 12]. Available from: http://www.ms.niedersachsen.de/download/9574/Gutachten_Palliativversorgung_br_in_Niedersachsen_-_Bestandsaufnahme_br_und_Empfehlungen.pdf

77. Murray SA, Boyd K, Kendall M, Worth A, Benton TF, Clausen H. Dying of lung cancer or cardiac failure: prospective qualitative interview study of patients and their carers in the community. BMJ 2002;325(7370):929. http://www.ncbi.nlm.nih.gov/pubmed/12399341

78. Nordgren L, Sörensen S. Symptoms experienced in the last six months of life in patients with end-stage heart failure. Eur J Cardiovasc Nurs 2003;2(3):213-7. http://www.ncbi.nlm.nih.gov/pubmed/14622629

79. Krumholz HM, Phillips RS, Hamel MB, Teno JM, Bellamy P, Broste SK, Califf RM, Vidaillet H, Davis RB, Muhlbaier LH, Connors AF, Jr., Lynn J, Goldman L. Resuscitation preferences among patients with severe congestive heart failure: results from the SUPPORT project. Study to Understand Prognoses and Preferences for Outcomes and Risks of Treatments. Circulation 1998;98(7):648-55. http://www.ncbi.nlm.nih.gov/pubmed/9715857

80. Levenson JW, McCarthy EP, Lynn J, Davis RB, Phillips RS. The last six months of life for patients with congestive heart failure. J Am Geriatr Soc 2000;48(5 Suppl):S101-S109. http://www.ncbi.nlm.nih.gov/pubmed/10809463

81. National Heart Foundation of Australia, Cardiac Society of Australia and New Zealand. Guidelines for the prevention, detection and management of chronic heart failure in Australia, 2006. 2006 [cited: 2012 Mär 12]. Available from: http://www.heartfoundation.org.au/information-for-professionals/Clinical-Information/Pages/heart-failure.aspx

82. Solomon SD, Dobson J, Pocock S, Skali H, McMurray JJ, Granger CB, Yusuf S, Swedberg K, Young JB, Michelson EL, Pfeffer MA. Influence of nonfatal hospitalization for heart failure on subsequent mortality in patients with chronic heart failure. Circulation 2007;116(13):1482-7. http://www.ncbi.nlm.nih.gov/pubmed/17724259

83. Angermann CE, Störk S, Gelbrich G, Faller H, Jahns R, Frantz S, Ertl G. Effects of multidisciplinary disease management on mortality and morbidity in patients with heart failure. Results of the INH (Interdisciplinary Network for Heart Failure)-Study (Abstract). Heart Failure Congress, 14-17 June. Milan: Heart Failure Association; 2008.

84. Bundesärztekammer (BÄK), Kassenärztliche Bundesvereinigung (KBV), Arbeitsgemeinschaft der Wissenschaftlichen Medizinischen Fachgesellschaften (AWMF). Nationales Programm für Versorgungs-Leitlinien. Methoden-Report 4. Auflage. 2010 [cited: 2012 Mär 12]. Available from: http://www.versorgungsleitlinien.de/methodik/pdf/nvl_methode_4.aufl.pdf

85. Atkins D, Best D, Briss PA, Eccles M, Falck-Ytter Y, Flottorp S, Guyatt GH, Harbour RT, Haugh MC, Henry D, Hill S, Jaeschke R, Leng G, Liberati A, Magrini N, Mason J, Middleton P, Mrukowicz J, O'Connell D, Oxman AD, Phillips B, Schunemann HJ, Edejer TT, Varonen H, Vist GE, Williams JW, Jr., Zaza S. Grading quality of evidence and strength of recommendations. BMJ 2004;328(7454):1490-7. http://www.ncbi.nlm.nih.gov/pubmed/15205295

86. Guyatt GH, Oxman AD, Vist GE, Kunz R, Falck-Ytter Y, onso-Coello P, Schunemann HJ. GRADE: an emerging consensus on rating quality of evidence and strength of recommendations. BMJ 2008;336(7650):924-6. http://www.ncbi.nlm.nih.gov/pubmed/18436948

87. Europarat, Verbindung der Schweizer Ärztinnen und Ärzte, Ärztliche Zentralstelle Qualitätssicherung, Ludwig Boltzmann Institut für Krankenhausorganisation. Entwicklung einer Methodik für die Ausarbeitung von Leitlinien für optimale medizinische Praxis. Empfehlung Rec (2001)13 des Europarates am 10. Oktober 2001 und Erläuterndes Memorandum. Deutschsprachige Ausgabe. Z Arztl Fortbild Qualitatssich 2002;96(Suppl III):3-60. http://www.leitlinien.de/mdb/edocs/pdf/literatur/europaratmethdt.pdf

88. Stinner B, Bauhofer A, Sitter H, Celik I, Lorenz W. Nominaler Gruppenprozess als Konsensusinstrument zur Einschränkung der Therapieheterogenität in einer komplexen "outcome"-Studie. Intensivmed Notfallmed 2000;37 Suppl. 2:30.

89. Murphy MK, Black NA, Lamping DL, McKee CM, Sanderson CF, Askham J, Marteau T. Consensus development methods, and their use in clinical guideline development. Health Technol Assess 1998;2(3):i-88. http://www.ncbi.nlm.nih.gov/pubmed/9561895

90. Dunham RB. Nominal Group Technique: A Users' guide. Madison: Wisconsin School of Business; 1998.

Index

Das Programm für Nationale VersorgungsLeitlinien

Das Programm für Nationale VersorgungsLeitlinien steht unter der Trägerschaft von Bundesärztekammer, Kassenärztlicher Bundesvereinigung und der Arbeitsgemeinschaft der Wissenschaftlichen Medizinischen Fachgesellschaften. Mit der Durchführung wurde das Ärztliche Zentrum für Qualität in der Medizin beauftragt. Zu ausgewählten Krankheitsbildern arbeiten Expertengruppen verschiedener Organisationen zusammen, um im Rahmen der strukturierten Versorgung chronisch kranker Menschen die angemessene und evidenzbasierte ärztliche Versorgung darzustellen.

Herausgeber der Nationale VersorgungsLeitlinie "Chronische Herzinsuffizienz"

Bundesärztekammer

Kassenärztliche Bundesvereinigung

Arbeitsgemeinschaft der Wissenschaftlichen Medizinischen Fachgesellschaften

sowie

Arzneimittelkommission der deutschen Ärzteschaft (AKdÄ)

Deutsche Diabetes Gesellschaft (DDG)

Deutsche Gesellschaft für Allgemeinmedizin und Familienmedizin (DEGAM)

Deutsche Gesellschaft für Geriatrie (DGG)

Deutsche Gesellschaft für Innere Medizin (DGIM)

Deutsche Gesellschaft für Kardiologie (DGK)

Deutsche Gesellschaft für Nephrologie (DGfN)

Deutsche Gesellschaft für Prävention und Rehabilitation (DGPR)

Deutsche Gesellschaft für Rehabilitationswissenschaften (DGRW)

Deutsche Gesellschaft für Thorax-, Herz- und Gefäßchirurgie (DGTHG)

Deutsches Kollegium für Psychosomatische Medizin (DKPM)

unter Beteiligung von

Gesundheits-Initiative (HFI)

PMV forschungsgruppe

Layout: Petra Rau
Satz: Verlags-Service Marion Mühlbauer
Herstellung: Petra Rau

© 2013 Börm Bruckmeier Verlag GmbH
Nördliche Münchner Str. 28, 82031 Grünwald
www.media4u.com

ISBN 978-3-89862-927-0
Druck: AZ Druck und Datentechnik GmbH, Kempten